文經家庭文庫 156

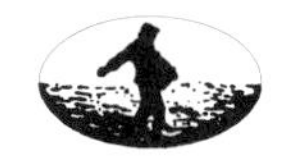

運動傷害防治事典

葉文凌 著

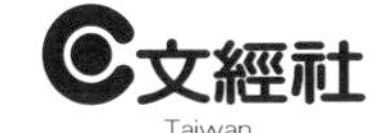

COSMAX
PUBLISHING Co.
Since 1981

推薦序1

深具啟發的運動醫學

侯文詠

我和葉文凌醫師是醫學院的七年同窗。

我對他的第一個印象是大一國文課老師喜歡聽童子背書。她從點名簿裡面找出名字有「文」字的五個同學，上課一開始負責代表全班輪流背書。葉文凌醫師和我正是班上少數五個「文」字受難者代表。因此，他是少數我最早記住名字的同學之一。我記得自己大學時代參加的社團多半是刊物、新詩這類的藝文性社團。但葉文凌醫師就有點包裝和內容不符。回想起來，我對葉醫師在醫學院時期的印象大抵上是足球、足球以及足球。我大部分朋友在我腦海中出現時多半是靜止的，可是很奇怪，葉文凌醫師在我記憶裡就是他在足球場上飛奔個不停的模樣。

畢業後我們在各自的領域努力，一分別就是二十年。二十年後，我會再見到葉文凌醫師，說來有趣，竟是因為拍攝白色巨塔時，言承旭想見見不同的，真實有血有肉的醫師，並且向他們請教扮演醫師的問題。於是我想到了葉文凌醫師。畢業二十年，我們彼此都有很大的變化。他變得更圓熟、知識、經驗豐富，同時也失去一點點的青春、身材。當然，這實在沒什麼好挑剔的，畢竟人生的況味就是如此，在這件事情上，老天對待每一個人都是公平的。

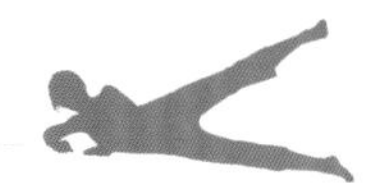

二十年來，我一直以為葉醫師只是變成了一位骨科醫師。直到見面那次，我才發現他不只是骨科醫師，專攻的還是運動醫學。不但如此，他甚至是好幾年我們的國家足球代表隊的隊醫。我對足球著迷的程度大概勉強只到收看世界杯總決賽的程度而已。不過聽著老同學說他這幾年的經歷，與不變的熱情，忽然自己也莫名其妙開心起來了。他似乎仍然還踢著他最心愛的足球。只是那個球場變成了醫學。

因此，讀到這本關於運動傷害的書我是很開心的。首先，經過二十多年，葉文凌醫師開始為「文」寫書，這總算實至名歸了。再來，這本書有很多新的醫學觀念，其中包括心肺適能、肌肉適能、柔軟度種種理論，對於像我這樣有醫學背景的人來讀，還是深具啟發的。最後，最重要的，是穿梭在這本書裡面那種熱情。藉由那些熱情，我彷彿在字裡行間重新看到了二十多年前，那個在球場上飛奔的熟悉身影。

知名作家／醫學博士
侯文詠

推薦序2

減少傷害才是健康關鍵

黃美涓

長庚紀念醫院王永慶董事長常說：「要活動，人活著就要動。」「健康不是僅靠藥物就可以增進，必須仰賴持之以恆的運動與保養」。的確，運動是適合每一個人的活動，也是維持身心健康、延緩老化的秘方。在第一級預防醫學中，運動佔相當重要的地位，「不活動（inactivity）」經常帶來疾病和痛苦。

大家都知道適當地運動可以促進血液循環、維持荷爾蒙正常運作、強化肌力與心肺功能、改善關節靈活度、增進體適能，也可以幫忙維持好身材。運動對於慢性病的預防與控制具有正面作用，可以增強免疫力、降低高血壓、穩定血糖控制、減少血管硬化程度、降低腦血管病變機率、減緩骨質流失速度。

多運動是好事，但如果安全防護不夠、設施不良、選錯運動項目、運動方法錯誤等，反而會帶來無妄的災害。「預防勝於治療」，我們一方面享受運動帶來的好處，同時也必須學習正確的防護觀念，避免運動傷害的發生。

葉文凌醫師目前擔任長庚紀念醫院桃園分院的骨科主任及外科主任，專精一般骨外科治療，尤其是在微創手術、關節鏡手術、運動傷害手術等各方面的成就更早已受到國際肯定。身為復健科醫師，經常會接到葉醫師轉介的病患，也有很多機會一起討

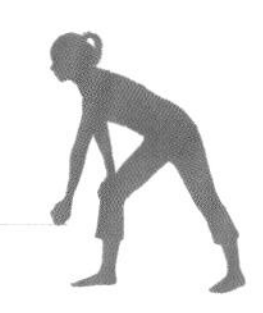

論、研究。多年的共事相處，深深覺得葉醫師是一位視病猶親、學養俱佳、幽默風趣、工作認真的好醫師。

臨床的服務裡，提供正確的訊息給病患是治療最重要的第一步。所謂「上醫治未病」，正確地預防就是最好的治療。反之，如果病患對自己的病況不清楚，問題往往會受到延誤，即使手術處置成功，復發的機率也很高。葉醫師在繁忙的臨床及教學工作中，仍念念不忘將多年行醫經驗編成冊，對社會大眾宣導正確的運動方式，這種利他精神實在令人感佩。

書中的內容很豐富，從認識身體各部份骨骼、肌肉、關節結構開始，葉醫師有系統地介紹各種常見運動傷害的成因與治療、急救的方法、正確的運動方式，以及如何有效避免運動傷害的發生等等。葉醫師很努力地試著將「運動傷害」的真相抽絲剝繭、找出對策，以生動流暢地敘述，配合精美的圖片作說明，淺顯易懂，讓人讀起來很舒服。這是一本圖文並茂、引人入勝的好書。不僅可以提供一般民眾正確的運動相關知識，對運動選手、運動教練、運動防護員等專業人士，以及醫療相關工作者，都相當實用，我樂予推薦。

長庚紀念醫院桃園分院院長
長庚大學復健科學研究所教授所長
黃美涓

推薦序3

正確運動擺脫傷害

陳文哲

想要擁有健康的身體需要多運動，而正確的運動才能達到真正的健康，及避免運動傷害。葉文凌醫師現為長庚醫院桃園分院骨科主任，也是國內運動醫學的專家，其精湛的醫術與純熟的關節鏡技巧，治療過難以計數的運動傷害病患，成效卓著，有口皆碑。葉主任多年以來，一直擔任中華民國男子及女子足球代表隊隊醫，對於運動員運動傷害的防護，有豐富的經驗。

此次於百忙之中發揮所長，撰寫《運動傷害防治事典》，文中闡述正確的運動觀念、何謂體適能、運動前如何做暖身運動以及預防運動傷害、一旦發生運動傷害如何處理、運動後如何做緩和運動與復健治療，並扼要介紹幾種常見的運動傷害。內容淺顯易懂，對於運動員及愛好運動者是一本非常實用的健康叢書之一，讓人人均可正確地運動，避免運動傷害，得到真正的健康。

中華民國骨科醫學會理事長

自序

運動傷害是不可忽視的文明病

葉文凌

筆者幼時就讀於台北市日新國小時，曾經加入足球隊，當時日新足球隊稱得上是台灣頂尖的國小隊伍。之後，直到上了大直國中、建國中學及台北醫學大學，甚至進入長庚醫院成為骨科醫師，我的足球生涯都不曾中斷。從這些自身的運動經驗中，讓我在專研運動傷害的預防與復建時，能夠更徹底的了解運動傷害的重要性。

其中個人最慘痛的運動傷害經驗，發生在2006年4月，我不小心在運動時傷了「跟腱」，雖然馬上做了急救處理，但進一步檢查，照了X光之後，驚訝地發現我的踝關節裡有一堆碎骨與骨刺，宛如六十歲的人。

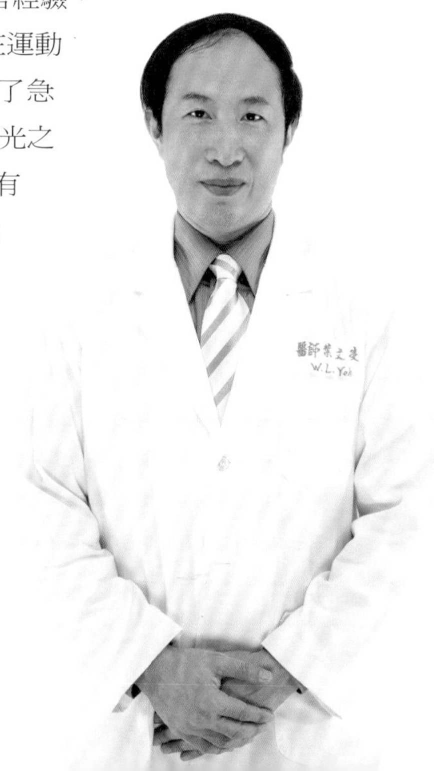

照理說，身為運動醫學專科的醫生，應該是最擅長預防運動傷害，沒想到卻因為大意而跛腳了將近一年的時間。讓我在眾多病人面前失了面子，每個人看到我都

說：「醫生也會跛腳喔！」

於是我開始檢討受傷的原因：「每一次打球前，有沒有先跑步熱身？」「有沒有好好的做伸展操？」「打完球之後，有沒有好好的做緩和運動？」「每一個禮拜有沒有至少作三次運動？」這樣的內心對話，宛如一幅殘酷的拼圖，將「真相」慢慢拼湊出來。原來，我每天對運動員耳提面命的原則，自己根本不當一回事。

反省之後，我真的更加深刻體認，有必要讓更多人知道運動傷害的重要性。可是當我在臨床時，想把這一大堆原理告訴病人時，卻發現這些事情還真不是三言兩語可以講得清楚的。

因此我花費將近半年的時間完成這本書，因為運動傷害的問題十分廣泛，礙於篇幅限制，只能講解日常中比較常見的部分，盡可能排除過於專業或繁瑣的專業醫學內容。希望其淺顯易懂解說，讓每一個讀者都可以輕易上手。

本書中，除了從「健康的運動」的基本運動程序之進行，到「急性運動傷害如何處理」與「緊急狀況怎麼辦」等所有防治

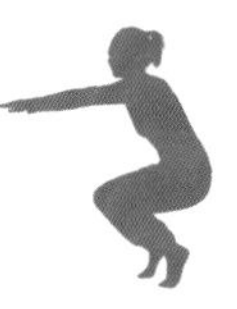

運動傷害的各層面，均有詳細解釋之外，也花了一些篇幅介紹「體適能」。最主要的目的，是希望讓讀者對體適能有更正確的了解。一旦擁有良好的體適能，就能有效預防運動傷害。正確的「體適能」觀念，是「根治」運動傷害的最佳防治之道！

最後，本書如有不盡人意之處，希望大家不吝指教。

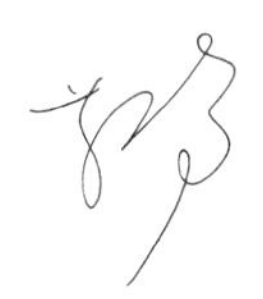

目次

contents

Part I 常見運動傷害

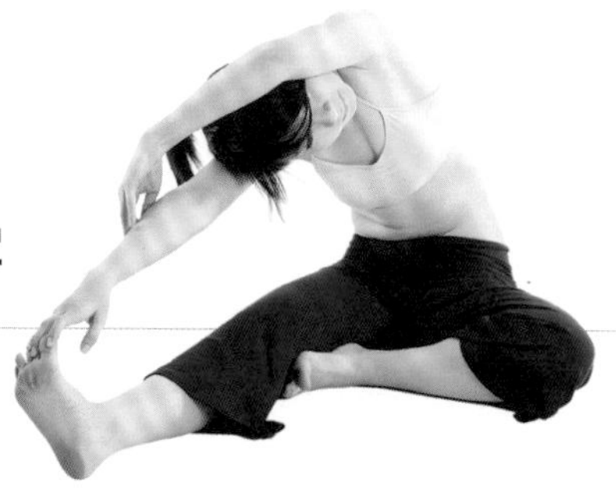

Part II 運動傷害觀察與危機處理

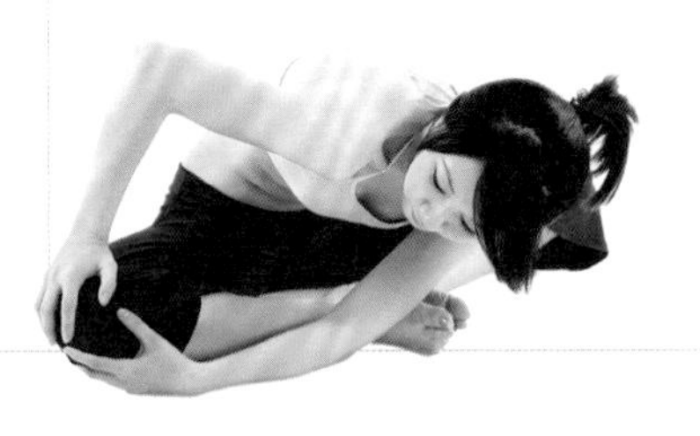

Part III 建立相關正確觀念

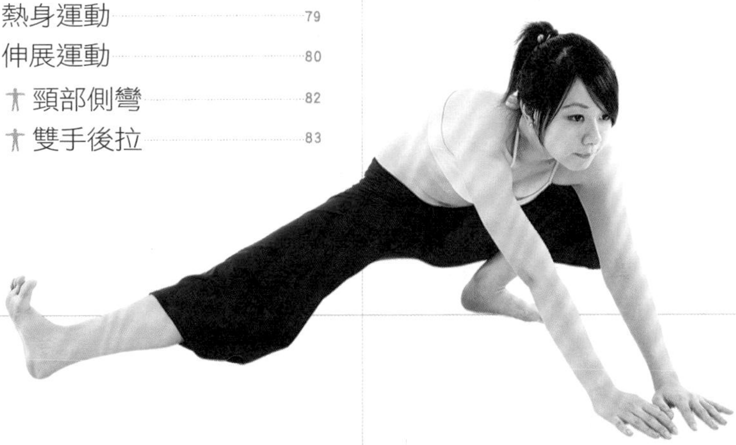

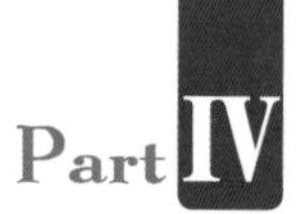

Part IV 平常保養與傷後復健

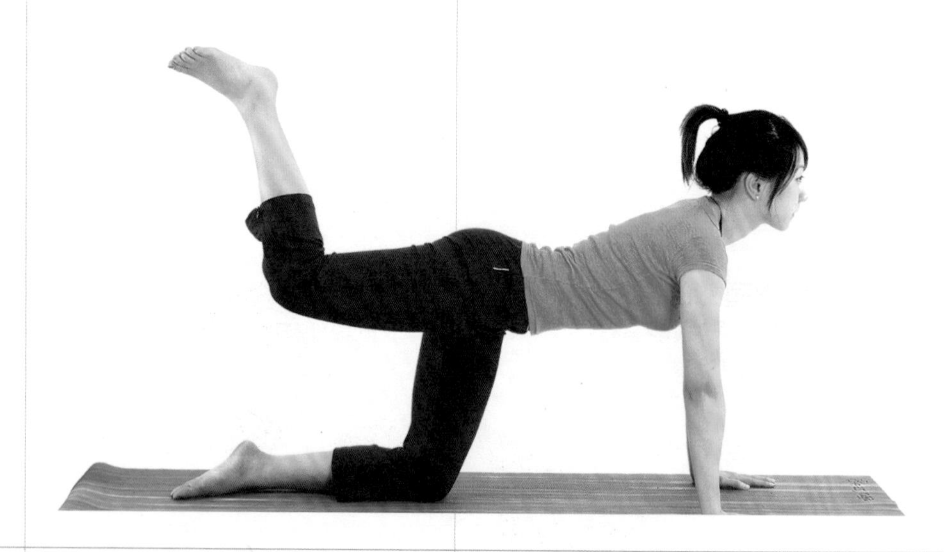

Part V 健康運動面面觀

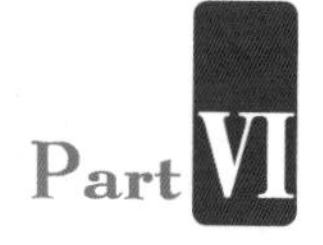

Part VI 一定要知道的運動相關知識

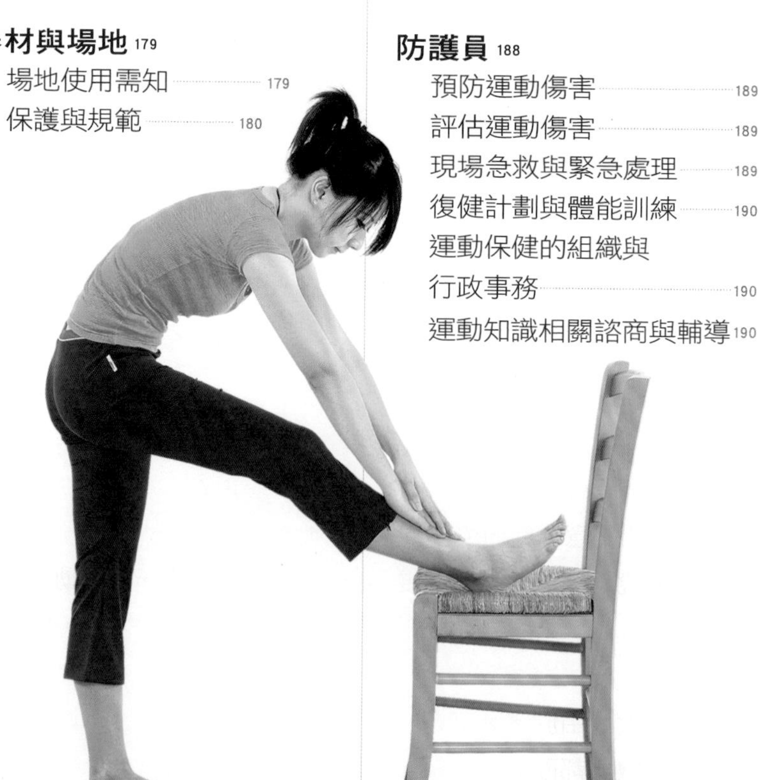

前言

健康從培養運動習慣開始

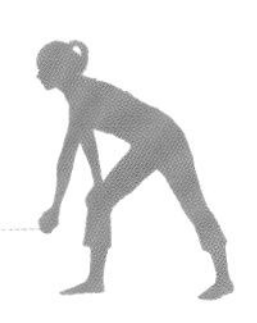

近幾年，有許多學術研究探討「運動」與「健康」之間的關係，例如六十五歲以上的老人，每周步行四小時以上，經過四年的追蹤調查發現，因心臟血管疾病住院的機率將可降低27%左右。

根據英國心臟病基金會（BHF）所公布的「冠狀動脈心臟病致病因素調查報告」指出，工作壓力、沮喪、缺乏運動、飲食不當是導致發病的主要因素。在這份調查報告中，針對死於冠狀動脈心臟病患者的生活方式研究，以婦女為例，三成八為缺少運動，四成七為膽固醇過高，六成為肥胖；而男性有二成是因為抽煙，一成六為高血壓。

從前面兩個不同角度的研究報告看來，「運動」的確是現代人追求健康的必要生活方式之一。不過，許多人以為「只要運動就可以得到健康」，這是不完全正確而且非常危險的想法。「想擁有健康的身體需要多運動」這是正確的觀念，但是更重要的是——正確的運動才能達到真正的健康！許多錯誤的運動觀念，往往正是導致運動傷害的主要原因，這使得原本希望藉由運動來促進健康的美意，反而成了健康的阻礙。

話再說回來，想要達到這種最高境界的健康，「運動」的確佔著不可或缺的主導權，當然，就廣義的「運動」來說，並沒有限定任何形式，也並不是說非得要去運動場或健身房才能運動，只不過現代人由於生活習慣改變，使得勞力性的工作大量減少，因此大多數人都面臨了「活動量不足」之威脅，再加上平均壽命的延長，讓人更容易受到健康老化的影響，如果再加上不幸因為生病、受傷或手術而被迫臥床休息，那問題就更雪上加霜了。

根據流行病學的調查研究，以及個人臨床的長期觀察結果發現，長期「活動量不足」會對健康產生許多重大的害處，包括：

一、造成高血壓、糖尿病、心臟病、肥胖症、高血脂症、及某些癌症等文明病的機率將大幅增加。

二、體適能明顯衰退。

三、生活品質變差，例如比較消耗體力的活動無法參與，或必須被迫改變工作性質。

相對的，如果可以養成經常規律性的運動，對健康則有相當多的幫助：

一、改善安靜血壓、增加肺活量、減少體脂肪，增加血管與心臟效率等，進而改善體質和身體機能。

二、可以減低血管中濃稠的成分，使血脂肪獲得再利用，而血小板不至凝固在血管上，減低血管硬化和阻塞的危險。

三、增快代謝及大腸排泄廢物的時間，因此可減少致癌物質停留在大腸中的時間，而降低結腸癌、直腸癌的危險性。

四、降低女性雌激素的分泌，因此降低女性罹患乳癌和子宮癌的機率。

五、同樣對於男性荷爾蒙的分泌有降低的效果，而減少男性荷爾蒙分泌可降低前列腺癌的機率。

六、利用身體的規律活動，可把現代人因壓力所分泌的腎上腺素，轉化成身體活動所需的激素。

七、可以降低腎上腺素的累積，進而降低肌肉緊張、降低心跳、降低血壓與降低呼吸的高亢狀態。

八、調整三種會造成憂鬱症的生物胺之分泌；血清素、度巴素和正腎上腺素。

九、改善每一個人的身體結構與組成，像是減少肥胖、增加骨頭密度和關節韌帶力量等。

十、增進身體的機能與活動力，包括體能、心臟血管適應、血液品質、代謝機能等。

十一、預防或減緩其他疾病，如糖尿病、高血壓、關節炎、偏頭痛、便秘等的發生。

十二、促進生活安寧（well-being）和舒適，像是兩性生活、睡眠、生理痛、停經後之不適。

「運動」在「追求健康」這件事情上的重要性已無需多所著墨，而且現代人也的確越來越有養成運動的生活習慣，因為這不僅可以讓身體維持更健康狀態，還能紓解生活中過多的壓力。隨著越來越多元化的生活方式，現代人可以選擇的運動種類也越來越多，越來越繁複，再加上現代人對於身體構造認知通常都是一知半解，因此不少人會發生越運動越不健康的情形更加嚴重，甚至還會造成許多不必要的運動傷害。

其實只要對自己身體的肌肉和骨骼結構有正確的認知，並且懂得正確的運動方式，就能有效地避免這些因為不當運動所造成的傷害。所以本書將從運動科學的角度開始探討，然後依照運動前的暖身、運動時的注意事以及運動結束後的緩和運動，更進一步分析講解人體在運動時可能會造成的運動傷害，以及如何預防、平時保養和復原方式等各各層面的處理方式，以提供讀者對於預防及處理運動傷害能有全面性的認識。

Part I

常見
運動傷害

運動傷害領域或是運動醫學領域非常廣泛，不只侷限於專業運動員的照料而已，其他如職業傷害、老年慢性病的預防與處理、一般社會大眾以及休閒性運動員的健康議題等，都屬於運動醫學的範疇。台灣現階段因為運動健身產業環境並不若歐美各國，但運動傷害的專業防護仍然繼續成長當中。

因此，在這一章將介紹在運動時最常發生傷害的部位，以及基本徵狀與簡易處理。讓讀者能建立自我保護的觀念，並在受傷的第一時間做好傷後處理。

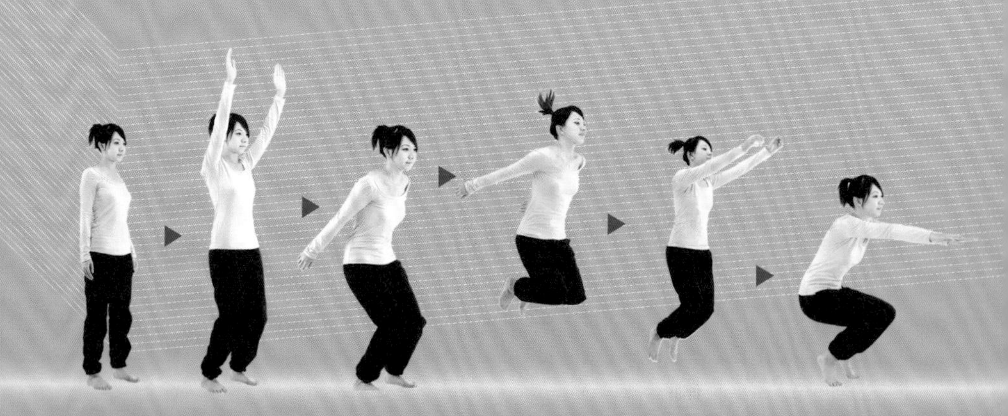

八大傷害類型

當外來力量超越人體組織所能承受的機械強度時，便會造成肌肉、肌腱、韌帶、關節囊或骨骼部位的傷害，就稱為運動傷害。常見的傷害有八種，大致又可概分為急性運動傷害，如肌肉拉傷、韌帶扭傷、挫傷、骨折、關節脫臼、開口創傷；以及慢性運動傷害，如肌腱炎、腱鞘炎、化骨性肌炎、關節炎、滑液囊炎、疲勞性骨折、傷害處理不當。

健康小常識

常見運動傷害的基本處理

傷害	徵狀	處理
水泡	皮膚下積水	除非嚴重影響活動，否則不要擠破水泡；若擠破，要消毒並以繃帶覆蓋之，且不要將整個水泡表皮剪下。
挫傷	疼痛、腫、變色	RICE（rest, ice, compression, elevation）
骨折、脫臼	疼痛、腫脹、無力、喪失功能及變形	冰敷、不要移動傷患、連絡醫療單位
關節扭傷	疼痛、無力、腫脹、變色、喪失功能	RICE→消腫後熱敷→伸展並增強該部位肌力。
肌肉痙攣	疼痛、抽筋	溫和地伸展該肌群15～30秒或按摩該部位，喝水，若天熱則多補充一些鹽份。
肌肉酸痛、僵硬	肌肉疼痛、無力	溫和地伸展該肌群、從事低強度的運動、熱敷。
肌肉拉傷	肌肉疼痛、無力、腫脹、肌力喪失	RICE→消腫後熱敷→伸展並增強該部位肌力。
脛前疼痛	小腿前測疼痛、無力	休息、一天冰敷數次（包含運動前後）、以運動貼布包紮。伸展並強化小腿肌群，穿較好的鞋子並在較柔軟的地面運動。
肋部疼痛	側腹疼痛	伸展疼痛側的手臂肌肉（往頭頂上伸展），如果無效，則朝肌群彎曲。
肌腱炎	發炎部位疼痛、無力、腫脹	RICE→消腫後熱敷→伸展並增強該部位肌力。

肌肉拉傷

肌肉自主性強烈收縮或被動拉長，會造成細微組織損傷、肌肉部分撕裂或完全斷裂，屬急性運動損傷的一種。

主要原因為運動者本身肌肉力量與彈性不足、肌肉柔軟度或協調度不佳使肌肉無法放鬆、暖身運動不足或運動不正確、肌肉過度使用。發生的症狀包括可能聽到斷裂聲、局部疼痛、痙攣發硬、功能障礙、肌肉拉長時疼痛加劇，如果肌肉斷裂，會有局部凹陷，或一端異常隆起的現象。

處理的方式為放鬆、延展肌肉、冰敷、休息，一至兩周後可進行伸展練習，如果是肌肉或肌腱完全斷裂者，需加壓、包紮、固定後送醫診治或手術。加強容易受傷部位肌肉力量、平衡柔軟度與協調性，是最佳的預防之道。

挫 傷

挫傷是指鈍性的暴力作用於身體，引起深部或局部組織的急性閉合損傷，常見於對抗性的運動項目。

主要的症狀為局部疼痛、壓痛、腫脹、瘀血、血腫、甚至伴隨肌肉斷裂、骨折。處理的原則為局部冷敷、加壓包紮、抬高、固定、送醫。最好的預防方法即是配戴護具、修正動作、嚴禁犯規。

網球肘

「肱骨外上髁炎」亦稱為「網球肘」，通常會在肱骨外髁突附近造成疼痛；尤其運動或工作中，手部在握、拉、推及提重物時即可引起疼痛。不一定打網球才會有網球肘，甚至約85%的網球肘病人不曾打過網球！

最常見原因就是使用過度或創傷，造成伸腕肌腱源頭的微小破裂及發炎，因為任何的動作或運動在手臂伸肌與曲肌時，造成肌力承受能力不一致，一旦過度使用後，就會使伸肌受到傷害，造成所謂的「網球肘」或「肱外上髁炎」。

此外，有時候在手肘外側，發生直接挫傷或創傷時，也會造成網球肘。所以如果疼痛在手肘內側則稱為「高爾夫球肘」或「肱骨內上髁炎」。網球肘的治療為「階段性的運動療程」，需要由復健治療師協助進行。

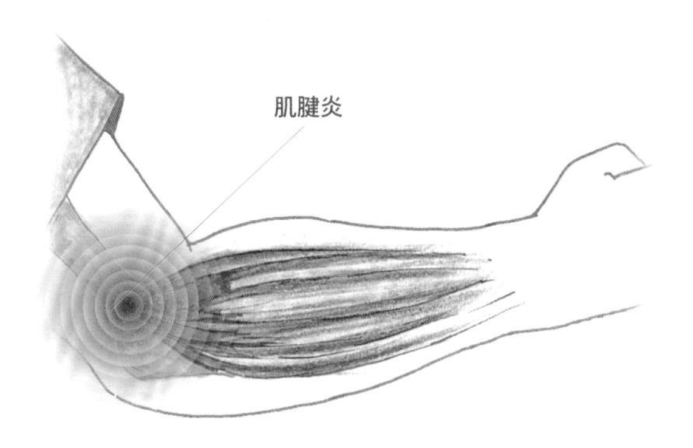

初期治療

讓患部休息加以減輕疼痛。可口服阿思匹寧（Aspirin）或Voren（NSAID類）以減緩肌腱炎的情況。將小冰塊裝入塑膠袋內，置於疼痛部位，然後以彈性繃帶包紮起來，每次20分鐘。整天如此反覆實施，並抬高患部。

第二階段

治療則為伸展治療。著重於伸展腕背屈肌肉，先彎曲肘部後漸漸伸直。

第三階段

為強化治療。局部注射類固醇及物理復健治療也有幫助，最重要的因素在於改變活動方式，減少任何會造成不適症狀的活動。長時間的工作或運動時，則應中途休息多次，並進行伸展運動以減少症狀產生。

健康 小常識

網球運動員「網球肘」之治療

對於網球運動員而言，造成網球肘常見的原因是，不正當的擊球方式，尤其好發於反手拍擊球時。網球運動員應考慮接受網球教練的指導，在課程中學習正確的擊球技巧，使用有彈性的新球，選擇適當的球拍及適合的握把大小，選擇柔軟的場地（草地、紅土場地）而非硬地（PU、水泥)。擊球點盡量靠近在腰部附近，並在運動前後進行伸展（拉筋）運動。

前臂護綁

前臂護綁通常有效，此種護綁是綁在前臂處而非綁在疼痛處，目的即在減少受創肌腱負重。休息時不用戴護綁。

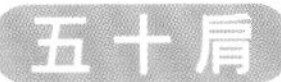

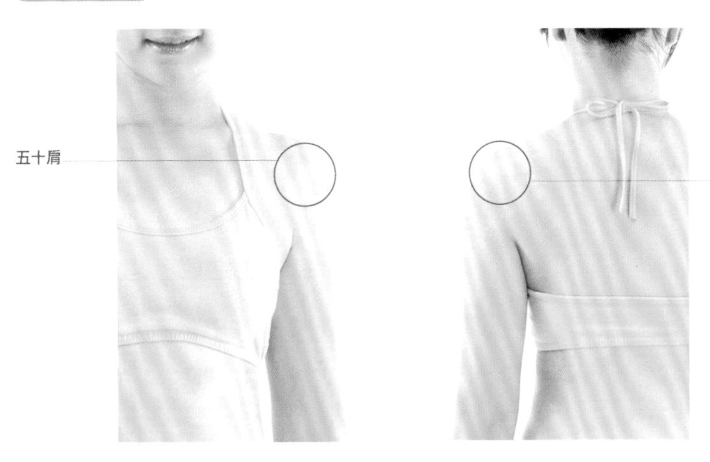

由於外傷或疲勞損傷而導致「肩關節」疼痛，致使此關節不能主動或被動做外展、向前、向後彎屈或外旋等活動，因為這種肩關節疼痛通常會發生於四十五歲至六十歲之間，因此俗稱「五十肩」，其正確學名為「粘連性肩關節囊炎」。

初發時常感肩膀酸楚難忍，局部怕冷，夜痛加重，甚至睡時痛醒，所以又稱「冰凍肩」。疼痛感會向頸部及上肢擴散，使上肢活動受限，穿衣、搔背都有困難，也不能自己梳頭髮。當上肢不動或向下時疼痛減輕或消失，故又有人會稱之為「凍結肩」。發病的過程可分為疼痛期（急性期）、結凍期（沾黏起始期）、解凍期（緩解期）等三個時期。

疼痛期時即使夜間睡覺也會酸痛，甚至會在半夜痛醒。結凍期時疼痛感雖然減緩，但肩部關節活動受限度增大，以上抬、外旋、手往身後拉時最為明顯。解凍期時疼痛度再減輕，肩關節的活動度逐漸增加，功能活動也慢慢恢復。

整個「五十肩」的治癒時間約需一年，最長三年。此外，五十肩可分為原發性和次發性兩種。原發性五十肩才是真正的五十肩，多發生在四十歲以上的人，不過真正的病因目前還不清楚。次發性五十肩發生的原因很多，如中風、心肌梗塞症、胸腔手術或乳癌開刀等，可能因為肩膀不敢運動而逐漸引起疼痛。肩關節脫臼或肱骨骨折後，由於必須固定肩關節一段時間，亦常會發生「五十肩」。

如果沒有特殊的原因，五十肩通常發生在左側，倘若有外傷者，通常好發於右側，或患者慣用手的一方，且多為單一患側，兩側同時發作者，比例僅佔6～17％。治療重點在於減除疼痛與重建功能，也就是恢復其關節活動度，方法有藥物治療、關節內注射、物理治療、鬆動術與自我運動。

藥物治療使用消炎止痛藥、肌肉鬆弛劑，不過對於較神經質或過度保護的病人可給予抗焦慮藥。若因為痛就不敢動，反而會使關節的活動受限，患者應適度多活動肩膀。

關節內注射是使用類固醇加局部麻醉劑，注入的量（需依患處的體積來考量）要夠（也可再加食鹽水混合使用），以便將關節囊撐開。不過此種關節內注射的方法須由骨科、復健科或其它相關科之專科醫師執行。

物理治療包括冰敷（炎症反應明顯，疼痛為主時）、熱敷、超音波、干擾波、經波電刺激及磁場治療。不過這些方式通常只是緩解疼痛，想要治癒，病人本身必須努力加強肩膀的活動與伸展。

鬆動術是在關節內注射或熱敷後，由有經驗的醫師或治療師執行手術，術後可獲得良好的效果。切忌硬扳硬拉，易造成二度傷害。

自我運動時有幾個要領，時間最好不要過長，也不要一天只做一次，或好幾天才做一次。最有效的方法是採少量多次，例如一天運動六次（三餐飯前飯後各做一次），一次約五到十分鐘。五十肩運動方式可以常做的動作如下：

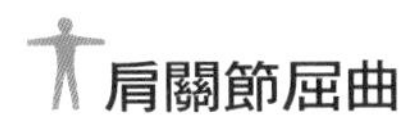

肩關節屈曲

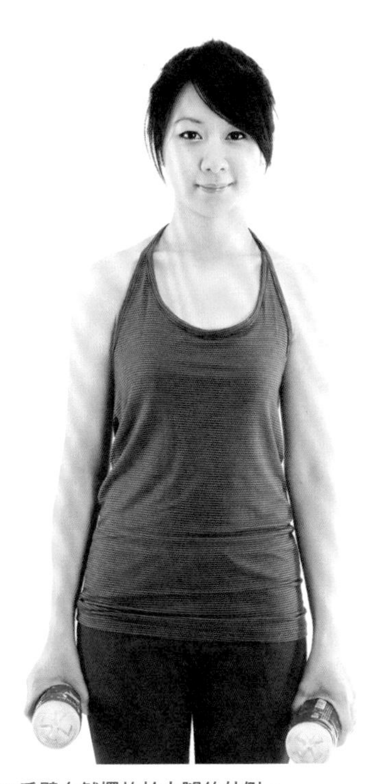

▲ 手臂自然擺放於大腿的外側。

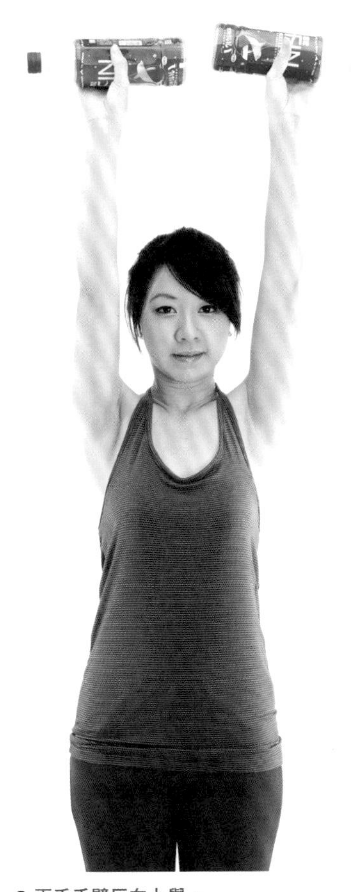

▲ 兩手手臂反向上舉。

肩關節伸展

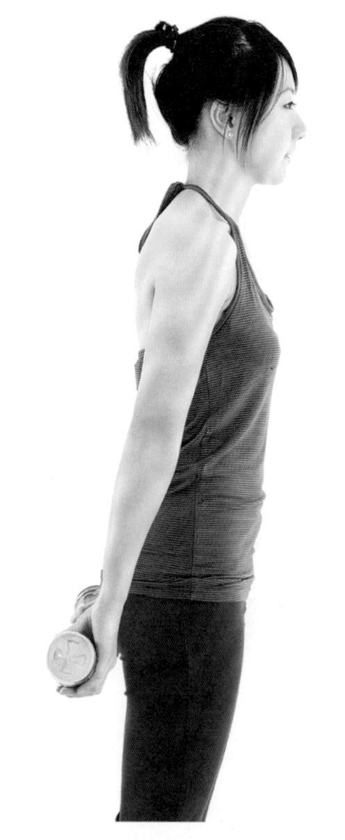

▲ 手臂擺放於身體後側。

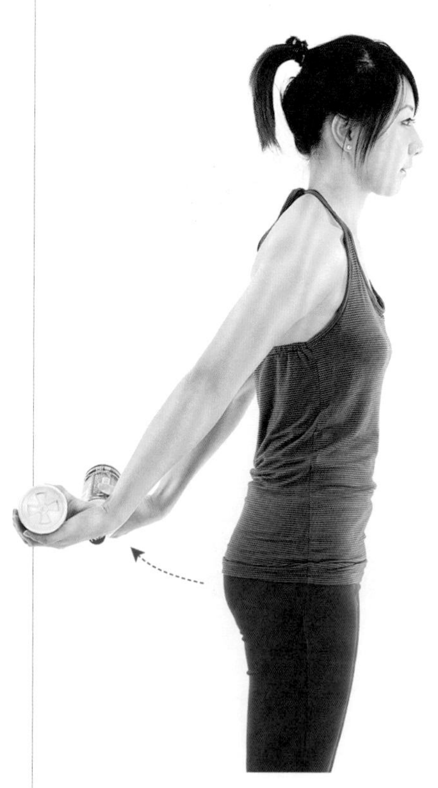

▲ 將手臂緩慢向後抬起。

肩關節外展

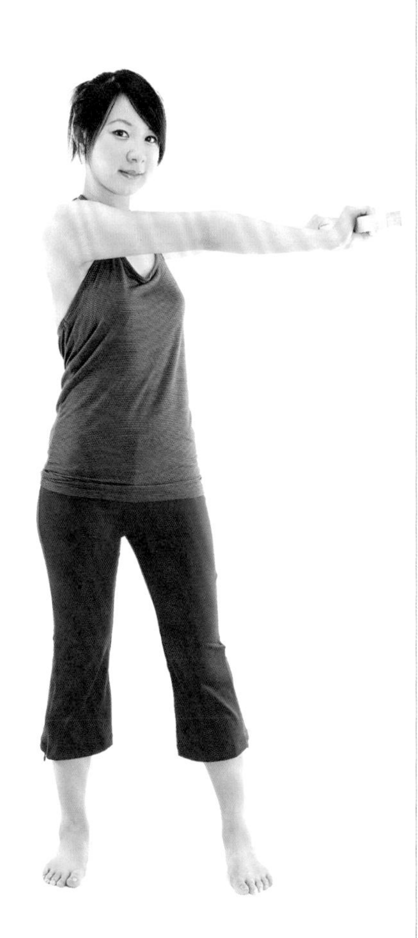

雙手執木棒，木棒與地面平行，身體保持不動，手臂以穩定的力量慢慢向兩側伸展。

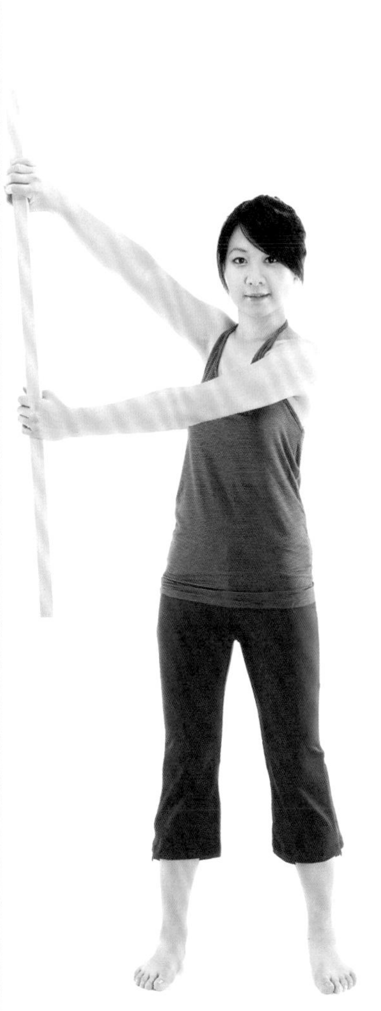

雙手一上一下執木棒，木棒與身體平行，然後左右側伸展手臂。

肩關節轉動

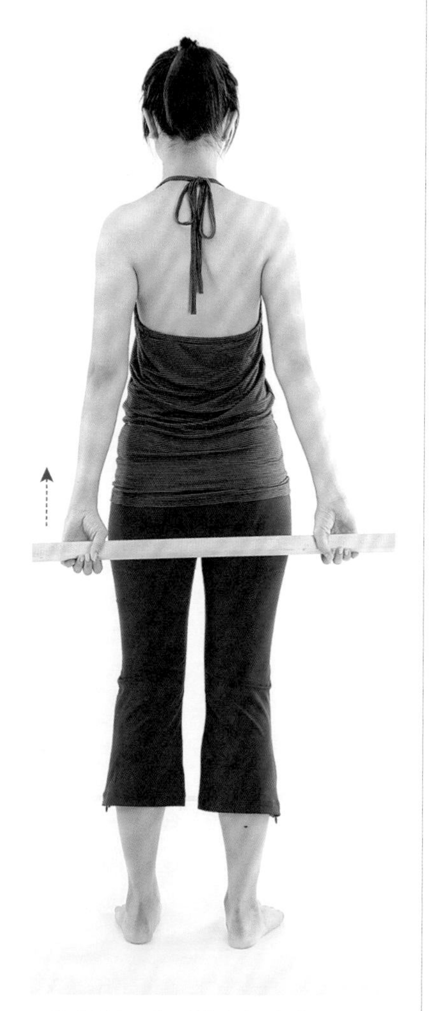

▲ 雙手自然下垂，手執木棒置於背後。

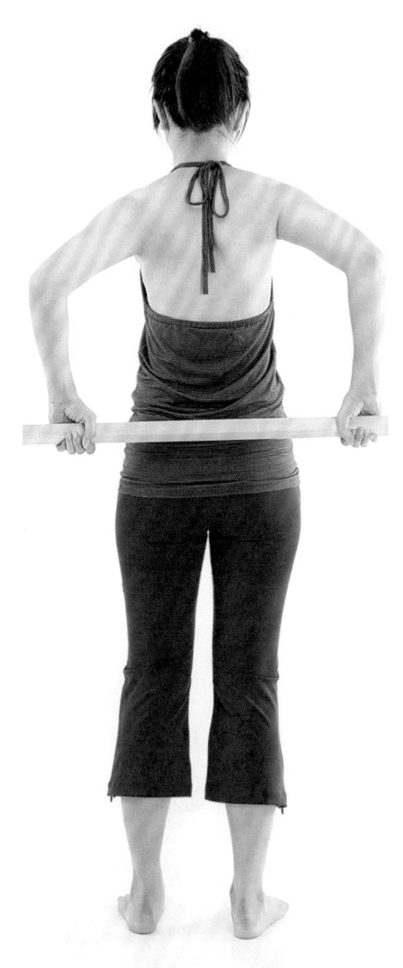

▲ 雙手同時拉抬木棒，至極限後慢慢放下。

肩胛骨運動

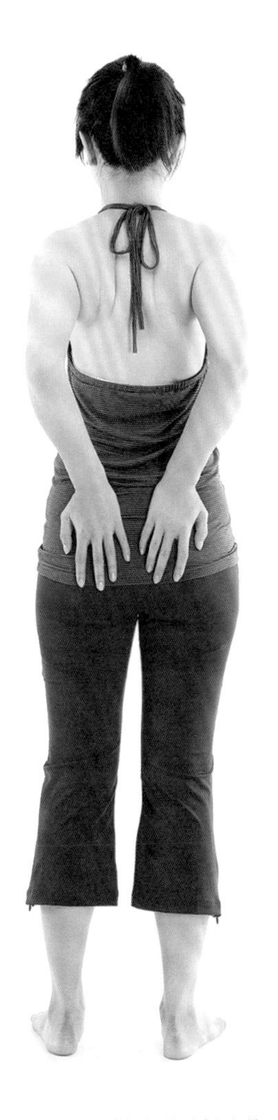

▲ 雙手置於臀部且肩部後縮成挺胸狀。

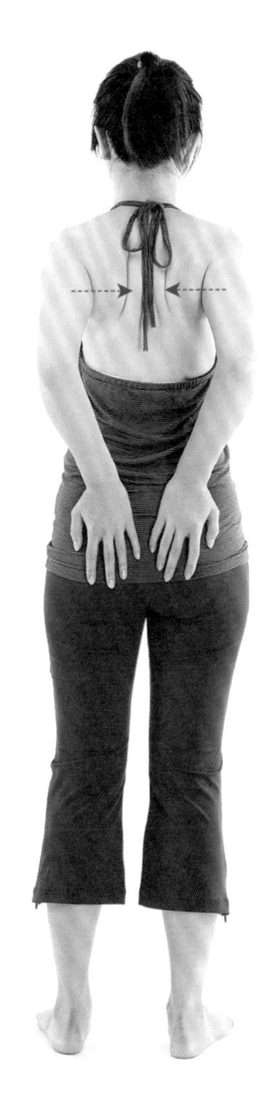

▲ 肩部向前放鬆雙手仍保持於臀部上。

鐘擺運動

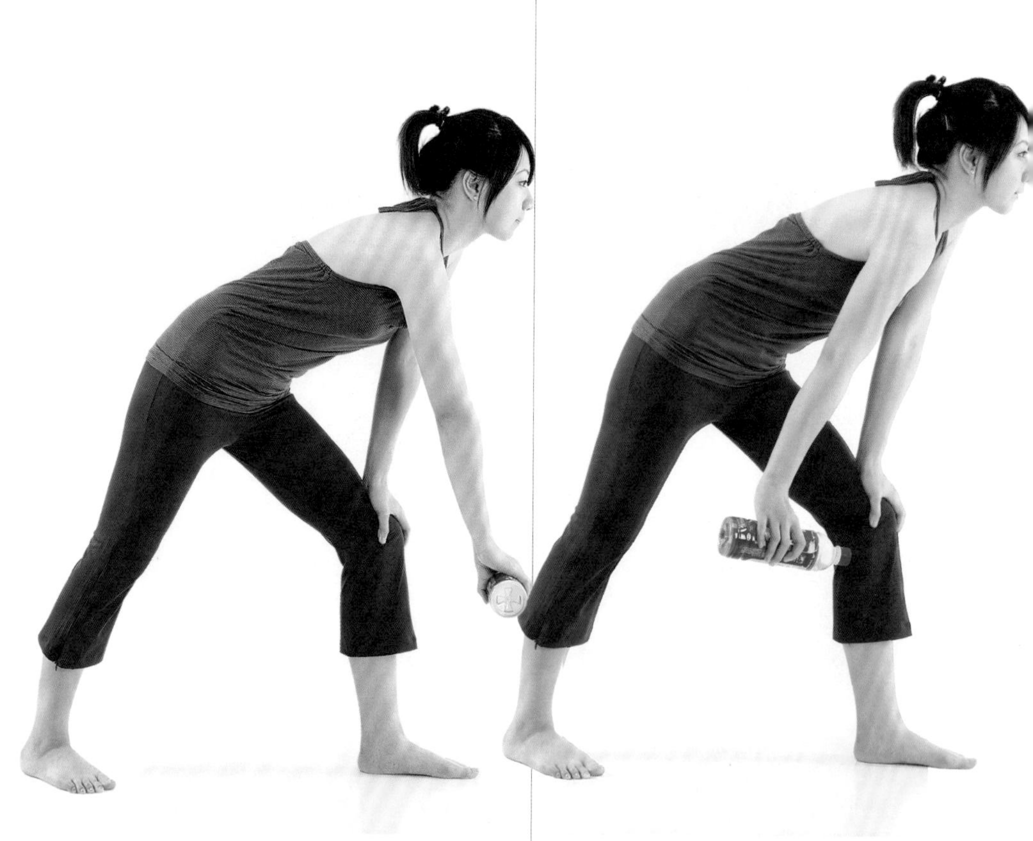

▲ 採弓箭步，彎腰，手持重物自然下垂，然後前後甩動。

▲ 也可進行順逆時針轉動，動作慢慢由小漸大。

手指爬牆運動

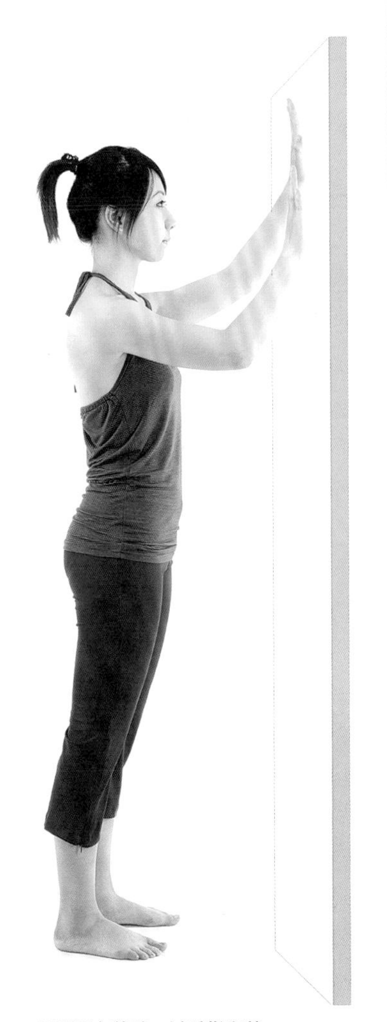

▲ 正面面向牆壁，以手指爬牆。

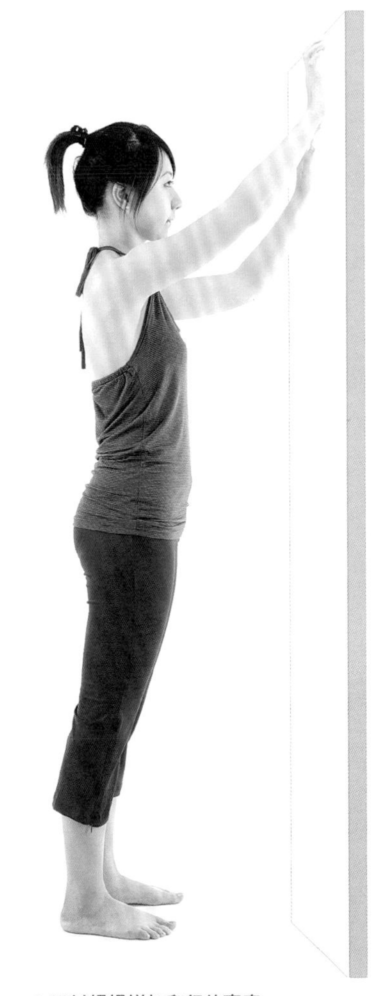

▲ 可以慢慢增加爬行的高度。

端盤運動

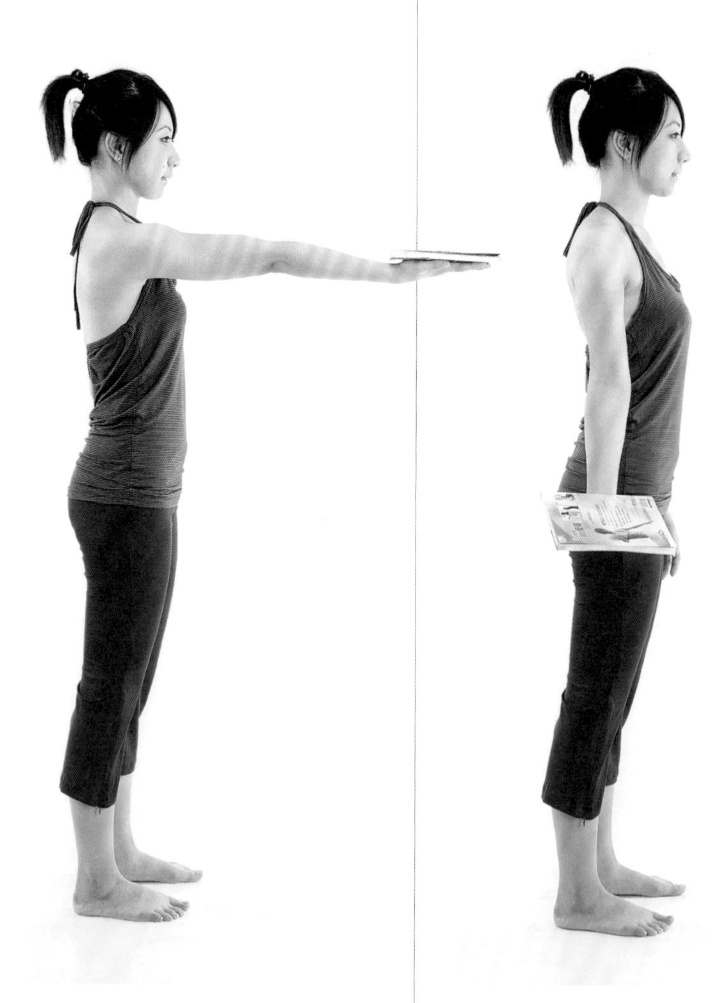

○ 手掌向上，如端盤狀。

○ 手掌保持向上，手臂由前往下繞。

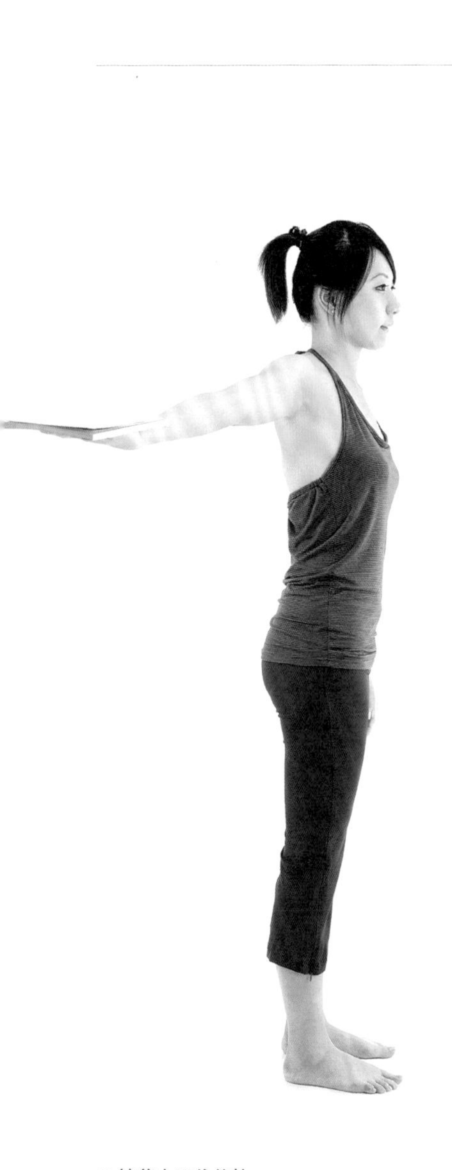

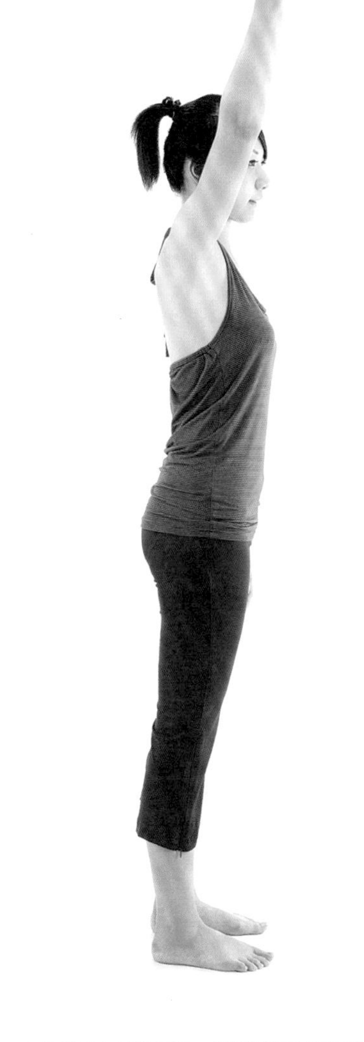

◎ 接著由下往後抬。

◎ 最後向上繞過頭頂，運動過程中肌肉盡量放鬆。

拉棒運動

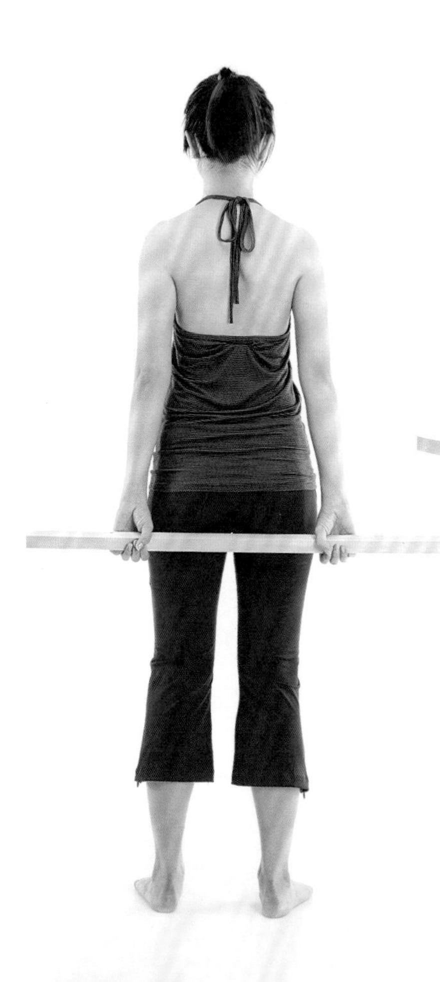

◆ 雙手執木棒置於背後，呈自然下垂狀態。

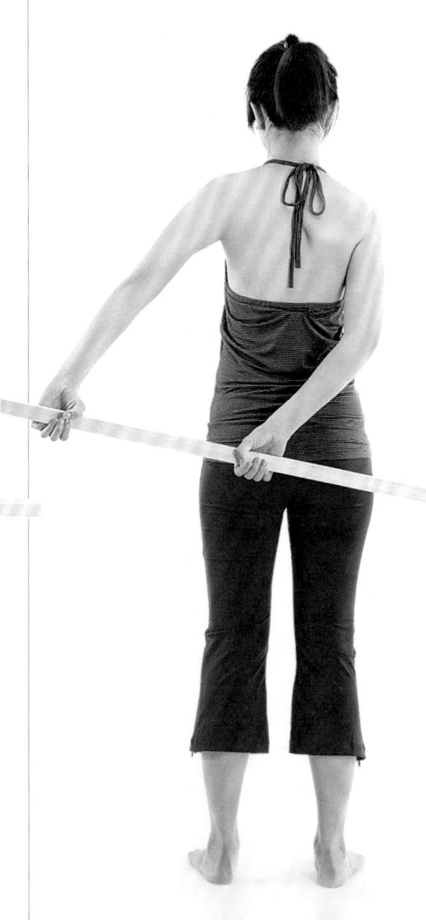

◆ 以沒有酸痛的那側拉牽會酸痛的患側，切忌猛力硬拉。

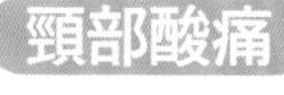

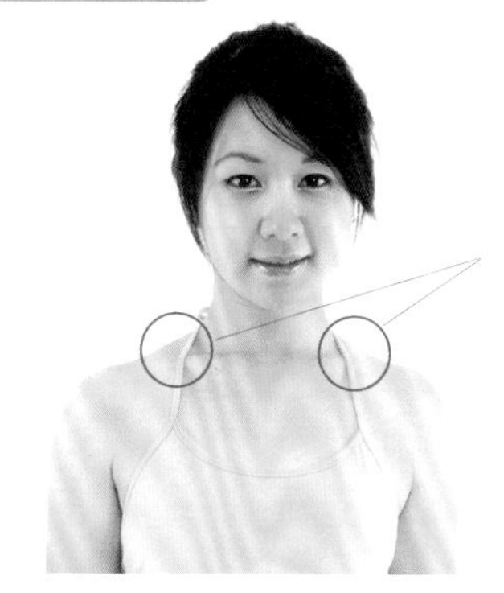

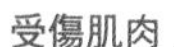

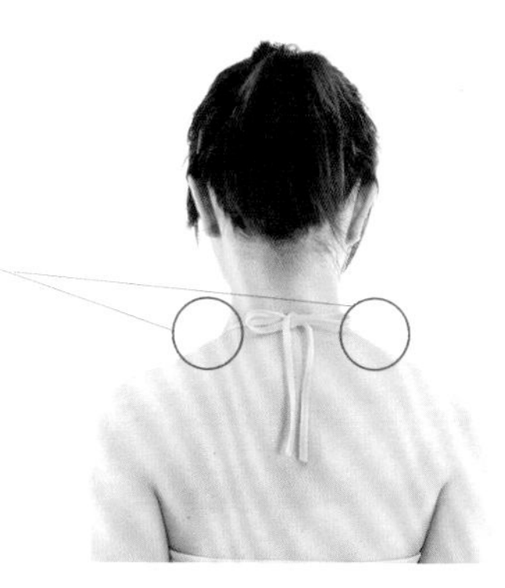

頸部痠痛也是十分常見的運動傷害，多肇因於長期姿勢不正確，導致脊椎移位、頸部肌肉疲勞、韌帶拉傷等問題。良好正確的姿勢是指整條脊柱維持在平衡狀態，從側邊看，整個人的耳朵、肩膀及髖關節在同一直線上，而所謂不良姿勢，通常是指頸部前屈超過二十度、後仰超過五度或有扭轉的情形。

造成頸部酸痛有外傷、緊張、姿勢三種因素，尤其長期姿勢不良最為嚴重，再者就是施力不當，與重複性的動作太過頻繁。另外，緊張往往來自於心理與肌肉兩種因素，通稱為「持續肌肉緊繃」，指的是肌肉處於持續性的等長收縮狀況。

肌肉與神經系統構成精密微調系統，若造成對應的肌肉不自主收縮，稱為僵直。這是因為中樞神經對肌肉不正常收縮的抑制功能受損，所導致的結果。此微調系統會受到疲勞、焦慮、害怕、生氣、情緒低落、疼痛等各方的干擾，因而造成長期肌肉緊繃狀態，進而導致一連串的反應，例如：局部血液回流困難、有毒的廢棄代謝物無法順利清除、營養肌肉物質無法輸送進去，以致於產生痠痛不適的結果。

放鬆收縮的肌肉，包括心理的調適與練習肌肉鬆弛，可以減緩或終止痠痛，也是解決頸部酸痛的最佳良方。此外，伸展受影響的肌肉、局部熱敷、按摩、深層熱敷（使用超音波、短波）等也都是可以改善的方法。一般預防與舒緩頸部酸痛的運動有：

轉頸運動

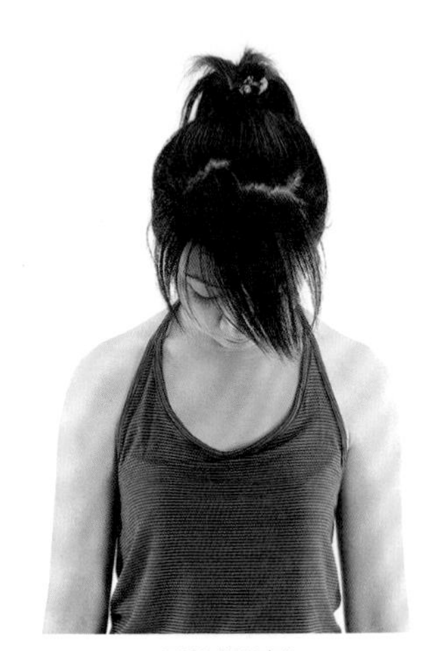

頸部向前倒。

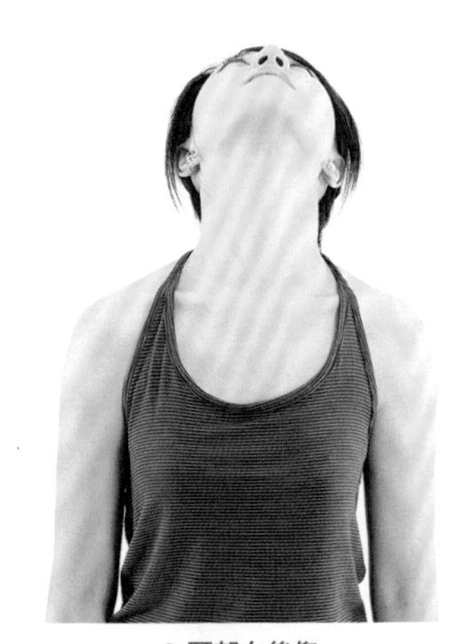

頸部向後仰。

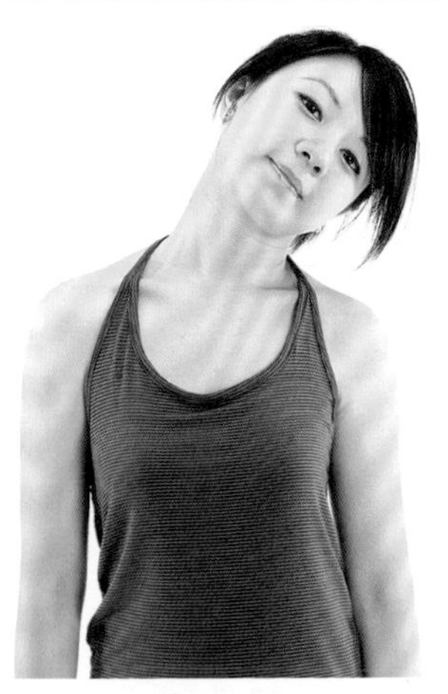

頸部向左倒。

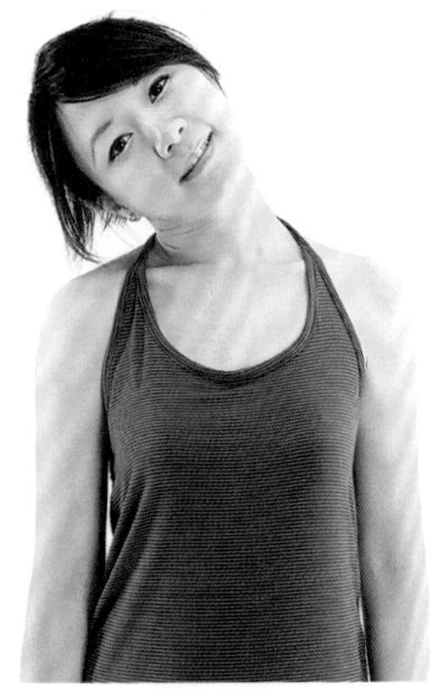

頸部向右倒。

下顎運動

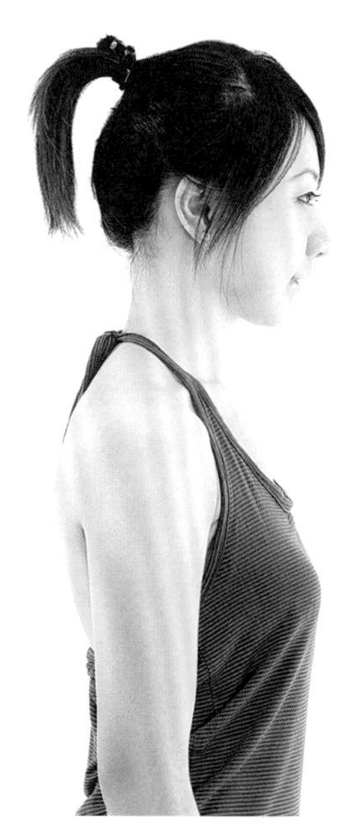

▲兩眼平視前方。

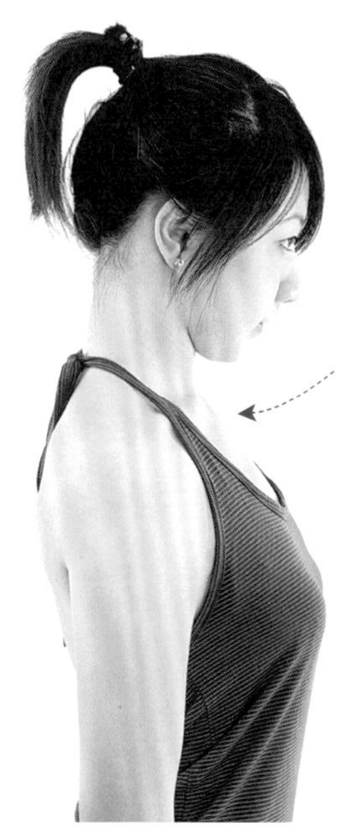

▲將下巴慢慢往身體靠近。

推頸運動

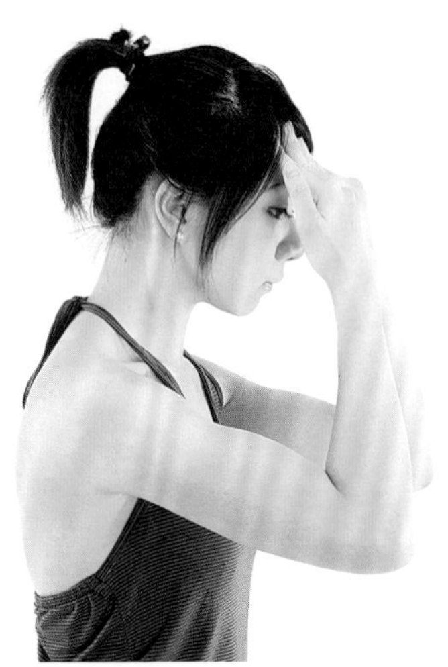

頭部向前用力，同時雙手放置於額頭前給予向後仰的相同阻抗力量。

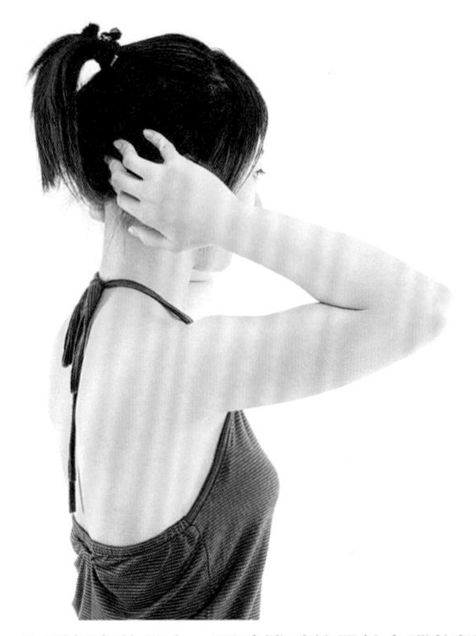

頭部向後用力，同時雙手放置於大腦後側給予向前的相同阻抗力量。

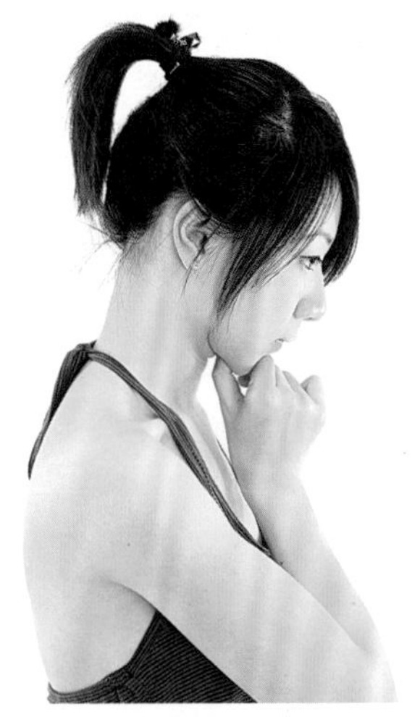

頭部向內縮用力，同時手放置於下顎給予往上抬的相同阻抗力量。

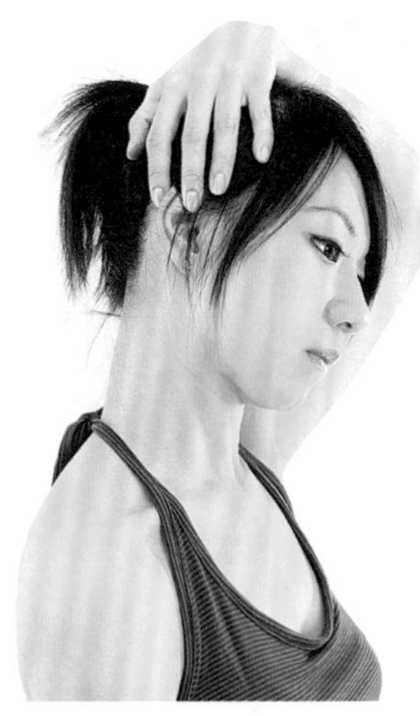

頭部向右側用力，同時手放置於耳朵上方給予往左側的相同阻抗力量。

抬頭運動

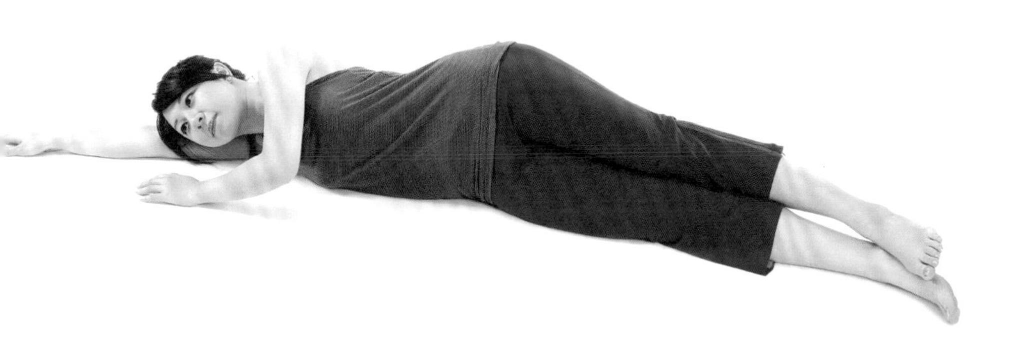

▲ 身體採半側臥姿勢，頭部平穩地放置於下方伸直的手臂上。

▼ 利用頭、頸、肩部力量，將頭順勢上抬。

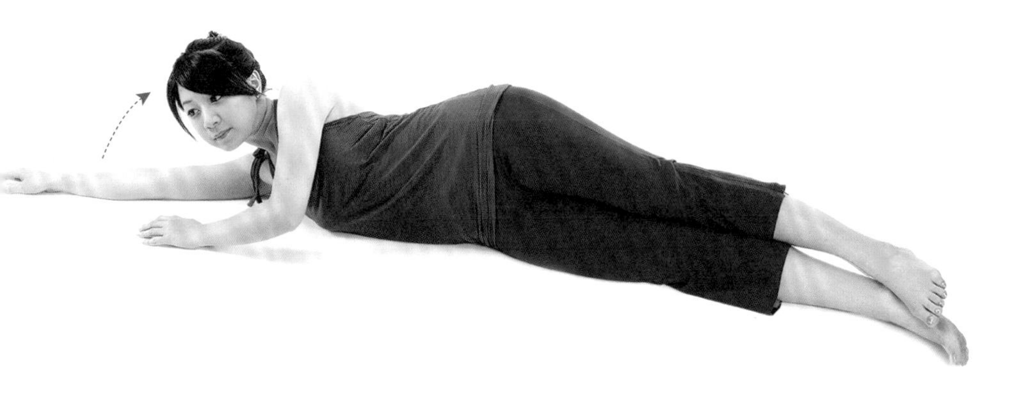

仰臥抬頭運動

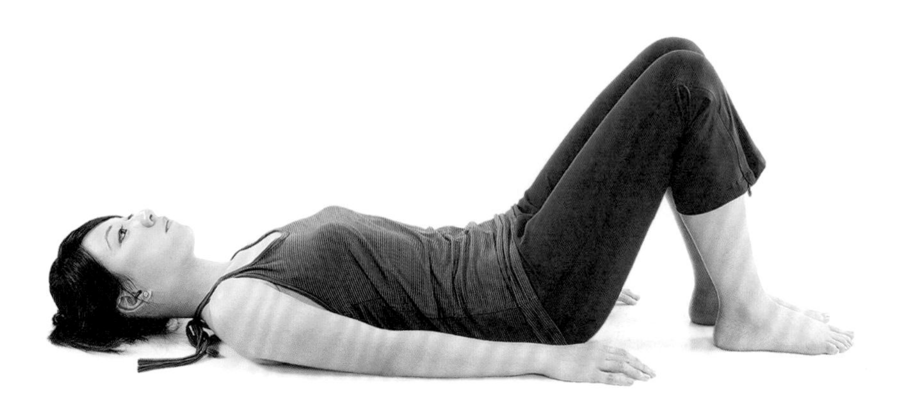

▲ 身體平躺於地面上，膝蓋成彎曲狀，並將雙手平放於身體兩側。

▼ 將上半身抬起至肩胛骨離地，並且膝蓋保持彎曲狀，雙手平放於身體兩側。

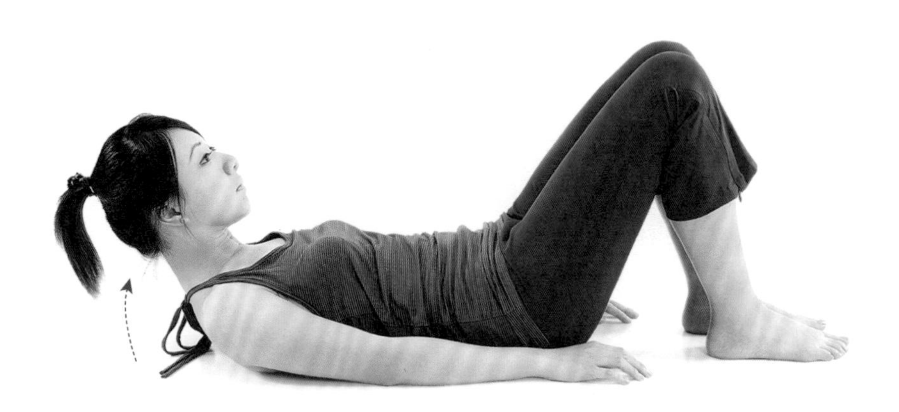

跪姿抬頭運動

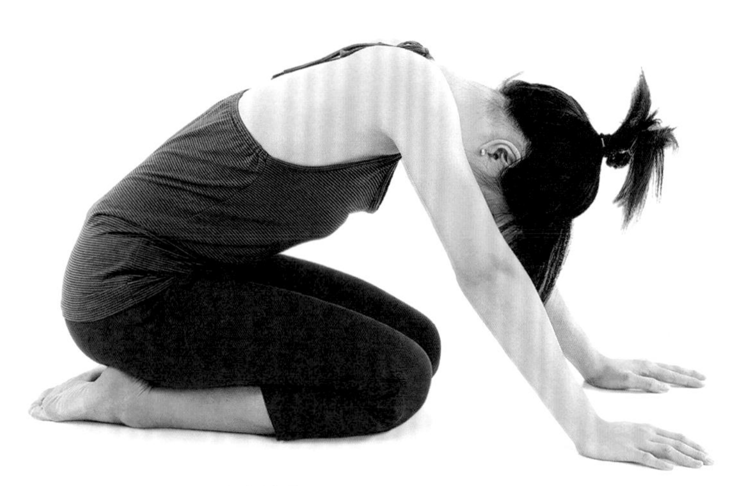

▲ 採跪姿，雙手支撐地面，頭部自然垂下。

▼ 以緩慢、穩定的速度，進行抬頭、低頭動作。

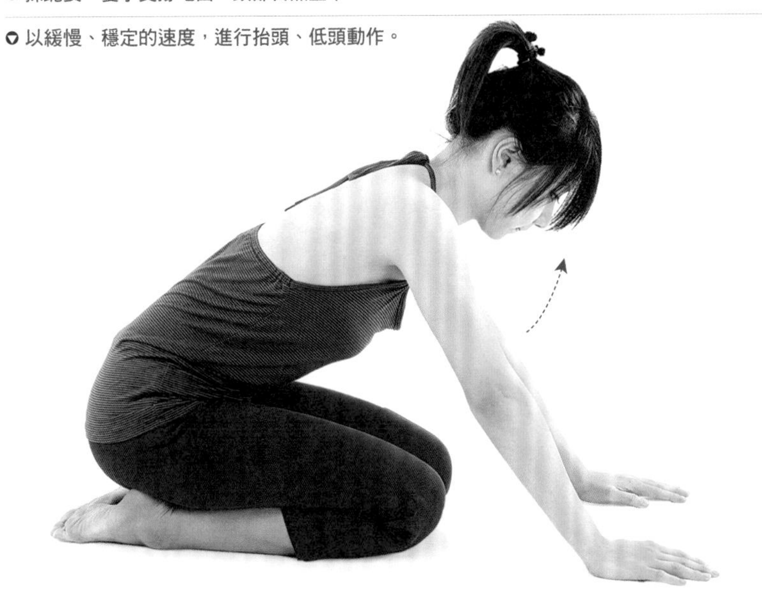

下背痛

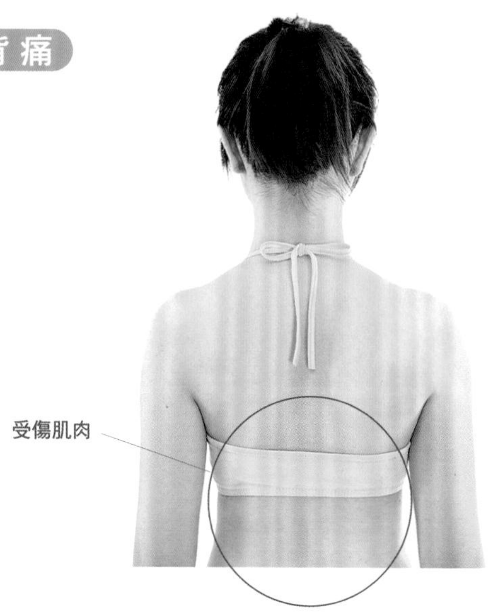

下背痛的原因，一般約有60～80％的人，一生中會經歷下背痛，但下背痛僅是一個症狀，可能的原因很多，最常見的包括：

◎ 脊柱及其相關部位的異常。

◎ 脊柱受到細菌和病毒的感染。

◎ 臟器的病變，像是腎臟病、輸尿管結石。

◎ 代謝失常。

◎ 轉位痛。

◎ 癌症。

◎ 心理因素。

此外，因為脊柱或其他相關部位的異常原因，也會引發下背痛，發生的原因包括：

◎ 脊柱的異常彎曲：脊柱過度前彎、後彎及脊柱側彎。

◎ 骨頭傷害：壓迫性骨折、脊椎崩解症、脊椎滑脫症、椎間盤突出症、脊椎退化性關節炎、椎管狹窄。

◎ 軟組織受傷、背部筋膜發炎：此是下背痛最常見的原因，包括背部的肌肉、韌帶、肌腱的急性拉傷、扭傷、挫傷、慢性肌腱炎或肌肉疲乏。

治療的方式，有改善背痛症狀，以及減緩脊椎退化過程兩個方向。單純的下背痛只需要休息及適當的運動即可痊癒，目前治療方式有很多種，主要包括：

藥物治療

門診常用藥 NSAID、非類固醇類抗發炎藥與肌肉鬆弛劑，具有鎮痛、消炎和鬆弛肌肉的功效。

物理治療

◎ 熱療：鬆弛肌肉，並增進局部血液循環以減輕疼痛。有毛巾熱敷、熱敷墊、蠟浴、水療以及紅外線熱敷等方式。

◎ 電刺激：利用微量的電流刺激皮膚，以減少疼痛。

◎ 腰椎牽引：可以鬆弛肌肉，以減輕疼痛。

◎ 適度的運動：扮演重要角色。

注射治療

◎ 坐骨神經痛的注射治療：是採「脊椎神經根注射治療」，即是醫師在移動式 X 光機的幫助下，將一根長針由病患背部經皮置放到引發疼痛的神經根，從椎間孔處注入適量的麻醉藥及消炎作用的類固醇，發揮麻痺神經痛感和抑制發炎的作用，幾小時之內就有明顯止痛效果，且七成的病患可延續數個月內有效。

◎ 脊椎關節炎的注射治療：是在電腦斷層掃瞄或是X光做為

引導下，伸入長針，準確地將麻醉劑和類固醇注射到引發關節炎的小關節面。麻醉劑可以麻痺關節面周邊小神經痛感，類固醇則可抑制發炎反應，效果快且立即。

腰背痛的高頻熱凝療法：適合的病症有脊椎關節炎和頑固型背痛。不過，坐骨神經痛和脊椎關節炎的注射治療，一年最多三次，建議只能做為「過度療法」，不適宜長期治療，也無法取代開刀。

外科手術

經皮內視鏡椎間盤切除術，手術簡單方便，可以在局部麻醉下實施，但適合的病人不多。

顯微手術椎間盤切除

必須在全身麻醉下進行，由於使用顯微鏡，所以傷口小、復原快。

椎弓切除術

主要針對老年人不適合長時間手術，或是脊椎狹窄的病人。主要的目的是神經減壓，嚴重骨刺壓迫神經的病人可以使用。

腰椎骨內固定手術

這是針對脊椎滑脫或是脊椎不穩定的病人，這項手術的目的在於固定，常常需要取病人自身的骨頭進行自體移植。

下背痛其實是預防重於治療，所以如果想要減少腰背疼痛發生，應預防重於治療，包括維持良好的姿勢、減少背負重物，不讓腰椎及附近承受過多重力壓迫，如此可預防肌肉、韌帶、肌腱

足底筋膜炎

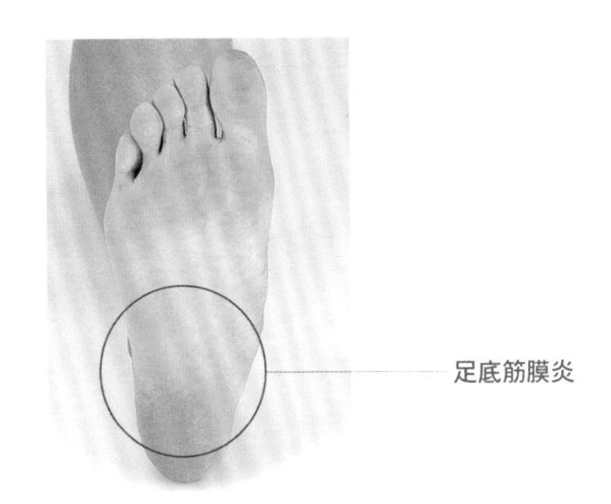

足底筋膜為多層的纖維筋膜所構成，起點在腳底跟骨的前方呈放射狀，向前延伸成一扇形而附著於趾骨上，可分為表層和深層，其作用在幫助維持足部拱形的結構，在足部往前推進時幫助維持足部的穩定，並能夠吸收地面的反作用力。初期症狀是在下床時，腳踩在地上時腳跟底下會劇痛，甚至有行走困難的情況，但多走幾步後疼痛漸漸減輕，然而站立太久或活動過多時腳底疼痛又會復發。常見的發生原因通常是體重過重、站立太久、走太多的路、慢跑，或是結構上有導致足底筋膜不正常拉力之因素，例如扁平足、高弓足、足跟肌腱過短等。

未進行X光檢查之前，有一半左右的患者會有足跟骨刺的現象，但足跟骨刺並不一定與腳底痛相關，而且通常在檢查時足跟的內側前端會有一個明顯的壓痛點，如果不適當治療，疼痛會延伸至足部前方，而且疼痛的時間會逐漸增長。

治療方式以保守療法為主，如口服非類固醇鎮痛消炎藥、局部注射類固醇、復健治療（如熱療、電療、筋骨震波治療）等。最重要的是去除任何可能對足底筋膜產生不當負荷的因素，其他還有伸展運動、超音波、冰敷、腳弓支撐墊等保守治療也經常使用。平時的保養是非常重要的一環，如減少站立的時間、減重、運動訓練不應超過負荷、不要赤腳走健康步道，盡量使足部有休息的時間。

可以用冰敷減輕疼痛與發炎，配合輕度拉筋運動及按摩，降低足底筋膜的張力，同時應選擇柔軟、寬鬆的鞋，避免穿著高跟、太緊或太硬的鞋。腳弓支撐墊可以維持腳弓併減少刺激。如果恢復效果不佳，可以考慮施打類固醇皮質激素。以上方式均無效時，才考慮動手術放鬆筋膜。

此外，近年來發展出的骨科治療「體外震波」，是一個兼具高療效及非侵入性的療法，經由震波的撞擊，刺激軟組織代謝、循環，進而再生、修復，搭配傳統物理治療療法，也是治療筋膜炎的一大利器。足底筋膜炎患者可做的復健運動有：

用毛巾伸展

身體成坐姿，將毛巾放置於腳底板處，並將手往身體方向用力，伸展腳底。

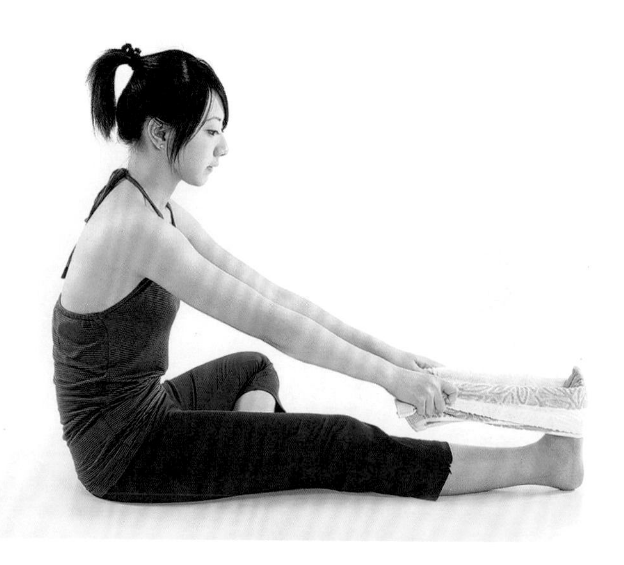

站立式伸展小腿

- 雙手扶於牆面，雙腳成前弓後箭姿。

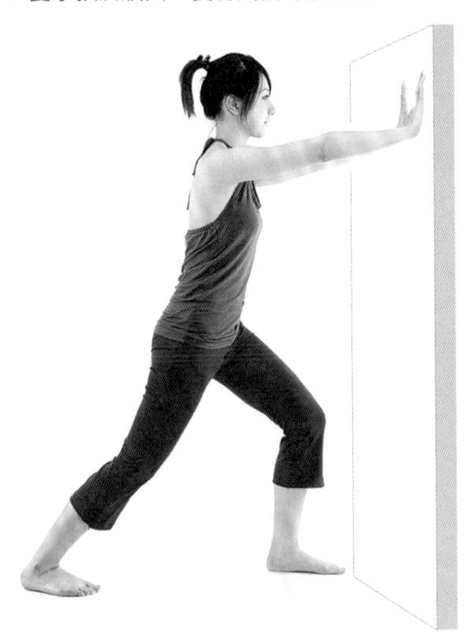

用足趾撿毛巾

- 毛巾置於地用腳指頭的抓取毛巾。

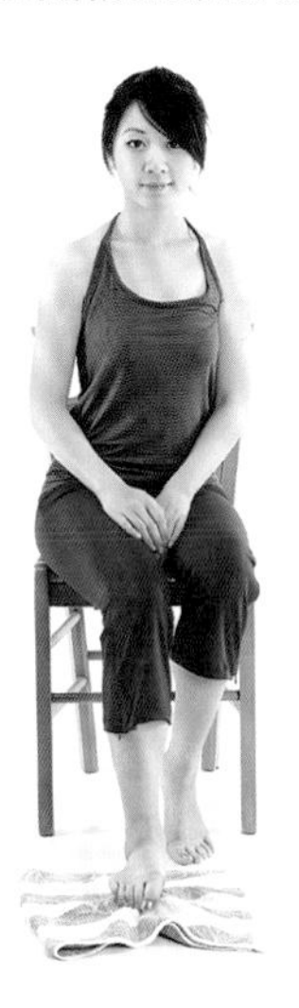

伸展足底筋膜

- 身體成坐姿，並利用手的力量將腳指頭往後伸展。

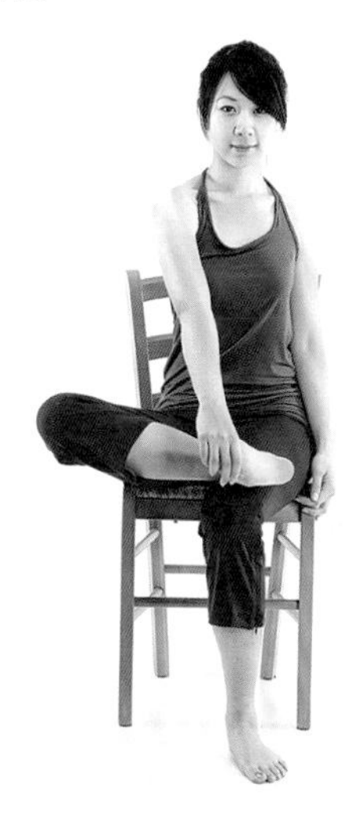

踩圓罐運動

- 將圓罐置於腳底，利用腳底的力量，將圓罐往前及往後移動。

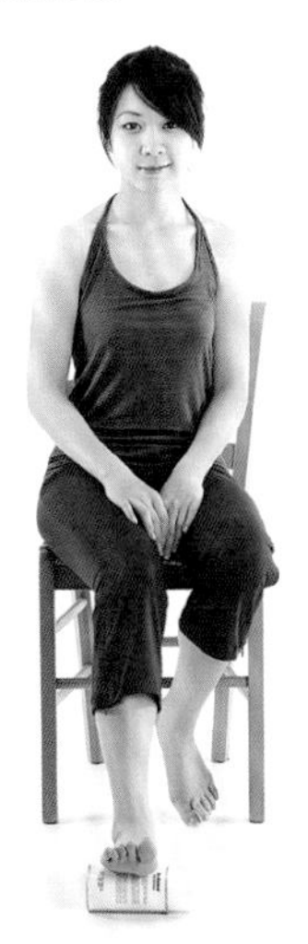

動態及靜態平衡運動

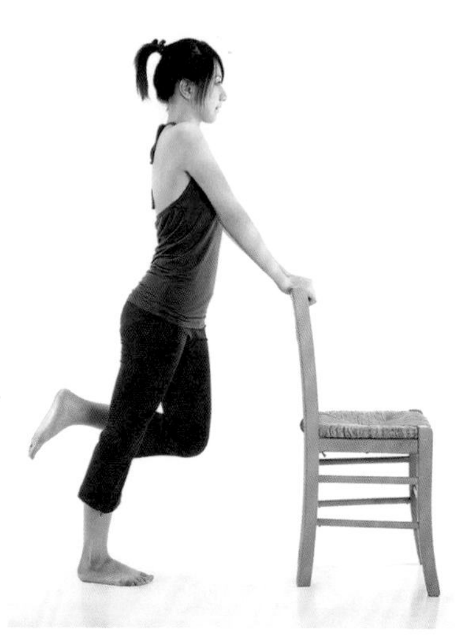

將雙手置於座椅扶把處，並將單腳抬起，保持平衡。

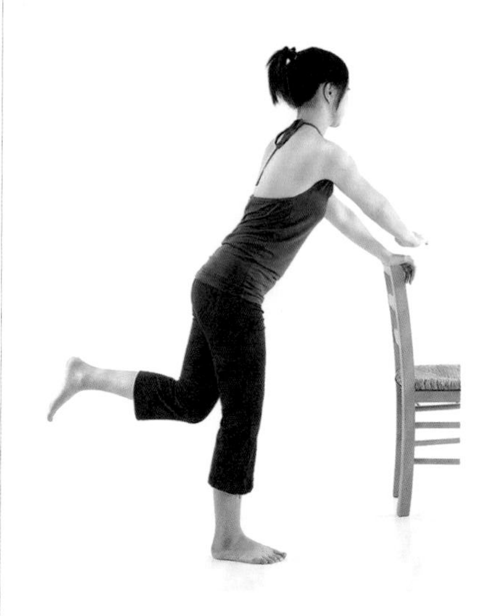

將單手置於座椅扶把處，並將單腳抬起，保持平衡。

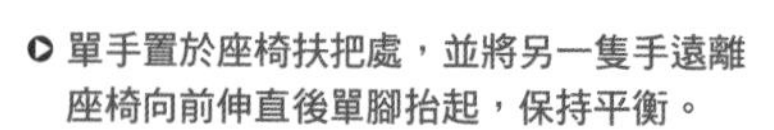

單手置於座椅扶把處，並將另一隻手遠離座椅向前伸直後單腳抬起，保持平衡。

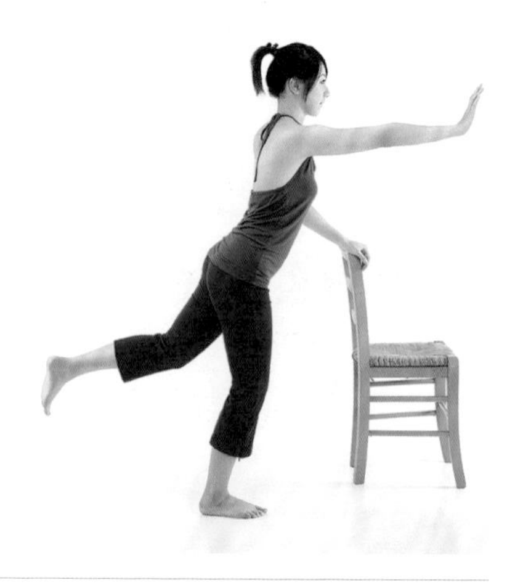

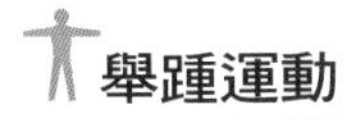

舉踵運動

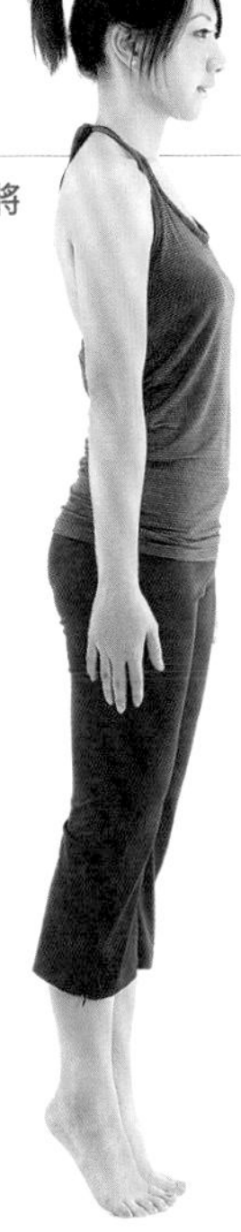

雙手自然擺放於身體兩側，身體成一直線，並將雙腳併攏，足部往上用力推蹬。

大腿側舉運動

身體側躺成一直線，以雙手支撐上半身，將單腳抬起。

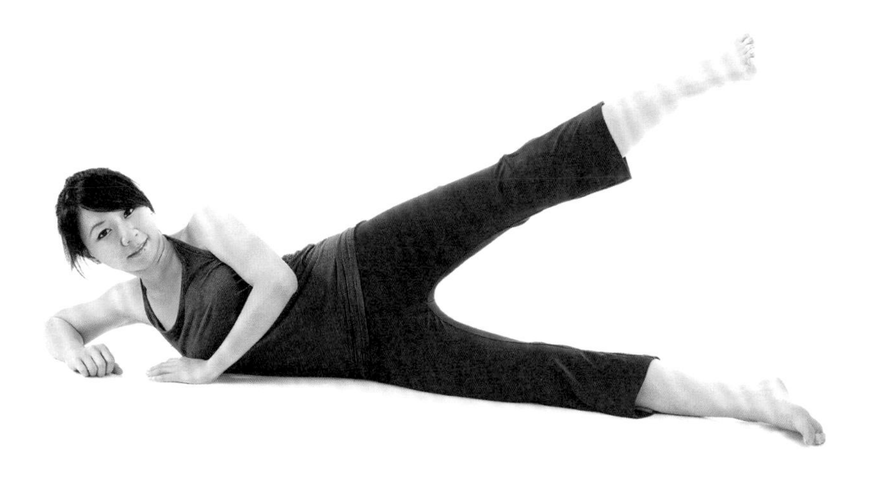

踝扭傷

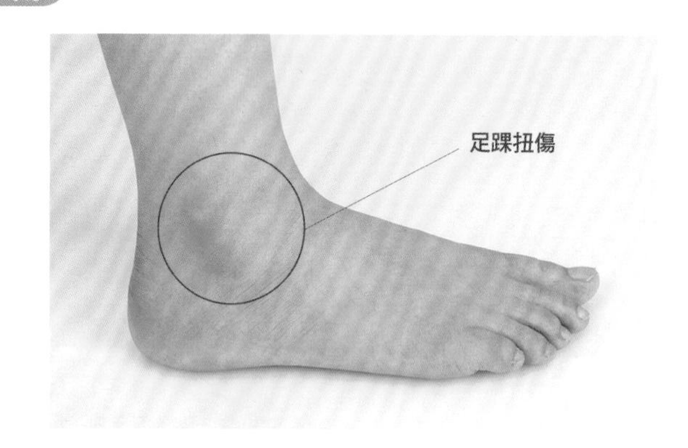

「足踝扭傷」是最常見的下肢運動傷害，佔所有運動傷害比例的25％，其中80％的足踝扭傷是因足內翻而造成足踝外側韌帶拉傷所致。其他因扭傷及不同的重要組織包括有：骨折、肌肉拉傷、肌腱拉傷、和韌帶拉傷等：

◎ 骨折：嚴重的扭傷，可以把腳踝的骨頭折斷，或產生撕裂性骨折。

◎ 肌肉拉傷：其嚴重情況，要視肌肉內到底有多少肌束斷裂而定，5％以下為第一級，稱為肌束斷裂；5％以上為第二級；至於第三級則為肌束完全斷裂。

◎ 肌腱拉傷：其造成原因多半為熱身不足、用力不當、及先天性肌腱構造的缺陷。

◎ 韌帶拉傷：韌帶的功能在連接骨頭，藉以維持關節穩定，當受到外力撞擊及關節異常範圍之活動，就會產生韌帶撕裂或斷裂的情形。韌帶扭傷可以分成三個等級，第一級是足踝輕微腫脹、疼痛，但關節穩定性正常，仍可受力。第二級是足踝已明顯腫脹且因出血而變色，但韌帶未完全斷裂。第三級是韌帶已完全斷裂，足踝完全無法受力且踝關節不穩定，可能合併骨折症狀。

通常輕微的足踝扭傷約於二、三天後逐漸恢復，但完全康復約需六至八周。第二級、第三級較嚴重的足踝扭傷應盡速就醫檢查治療，且需要更長的復原時間。

復健治療具有積極意義，根據統計資料，足踝扭傷的病人約有40％會有「持續慢性疼痛」與「關節不穩定」的後遺症，復健治療包括有水療、熱敷、超音波、電刺激等。

至於習慣性足踝扭傷之病患，更應該進一步接受跟腱伸展運動、肌力訓練與平衡訓練，等到患者回復約75％的活動範圍且不會感覺疼痛時，再增加逐步阻抗訓練以強化足踝肌肉和肌腱，防止再次扭傷。

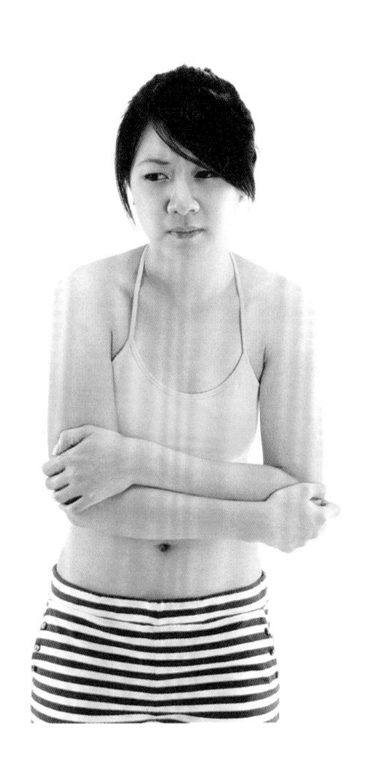

Part Ⅱ

運動傷害觀察與危機處理

近年來，許多的研究報告指出，不僅學生在運動中所發生的意外事件是校園事故最大的隱憂，就連一般民眾在平日運動及日常活動中，也隨時潛藏著發生運動傷害的危機。

可是不能因此就因噎廢食，重要的是具備正確的運動觀念，並時時將預防運動傷害的原則牢記在心。當然，天有不測風雲，一旦發生了運動傷害，必須知道該如何正確地處理，如此才能將傷害降到最小，同時及早治癒。所以接下來要探討的，就是察覺運動傷害的各個層面。

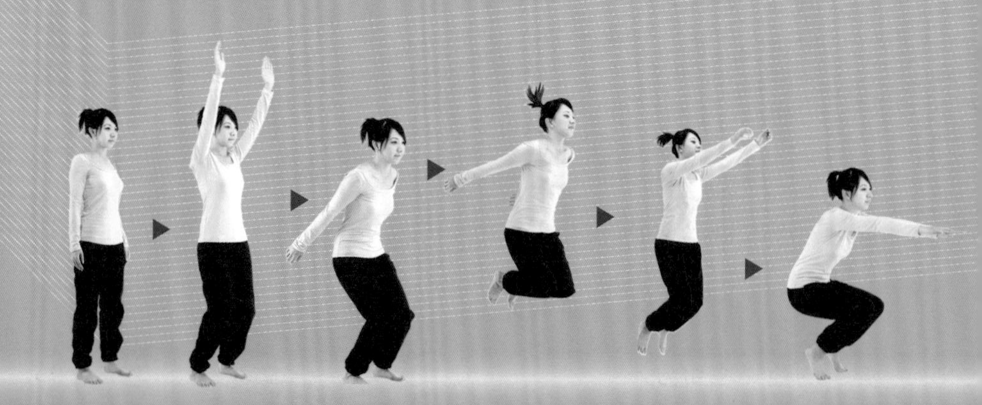

如何察覺運動傷害

廣義來說，運動傷害概括所有因為運動所引起的一切損傷與障礙，例如打籃球時發生手指吃蘿蔔乾的情況，但以嚴格的觀點來看，與運動技巧有關的特殊傷害，才可稱為運動傷害，例如快速跑步時大腿後肌拉傷。

無論如何，具體的運動傷害定義指的是「突發性的暴力對身體組織所產生的破壞作用」，但累積多次機械性作用力所造成的「微傷」，以後也會產生症狀或功能障礙，因此運動傷害也可視為是「由一次或多次的內發性或外加性作用力，對身體組織所造成的破壞結果」。

由此定義來看，運動傷害可分「有因果關係的」與「無因果關係的」兩種，前者是由於運動本身所造成的直接性傷害；後者雖然不是因運動而造成傷害，但會影響運動本身的進行。

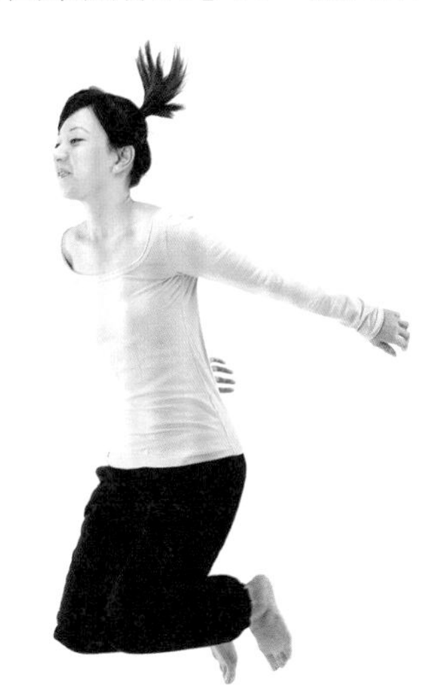

因場地器材的不適或裝備的不足，會提高運動傷害的可能。錯估自已適合的運動，往往也很容易造成運動傷害。

以傷害發生的原因來看，運動傷害的種類還可分為「內科性運動傷害」及「外科性運動傷害」：

內科性運動傷害

如猝死、循環不全症、中暑、熱衰竭、熱痙攣、運動性貧血、高尿酸血症、低血糖、電解質異常等，這些運動傷害的發生率很小且症狀不明顯，或症狀須經過一段時間才會顯現出來，所以常被忽略，但是一旦發生，往往會造成致命或棘手的情形。

外科性運動傷害

如一般人所熟知的皮膚創傷、骨折、捻挫、肌肉拉傷、韌帶斷裂、網球肘、游泳肩等皆是，這類傷害大都是肉眼看得見，或是馬上可以感覺得出來的疼痛，所以較易受到人們的注意，一般所謂的運動傷害即屬於此類。外科性運動傷害又可以再分為「運動外傷」與「運動障害」兩大類：

運動外傷（急性運動傷害）

一次內發性或外來性暴力所造成的組織破壞。舉凡因明顯之撞擊、跌倒、不明物之打擊等直接外力所引起之骨折、捻挫、皮膚創傷等傷害即稱之為運動外傷。

在所有的運動傷害中，30％左右是急性傷害，這類傷害往往事出突然，所以也就比較容易引起注意。如果處理得當，急性運動傷害通常可以完全恢復。急性運動傷害最常見的徵兆是紅、腫、熱、痛。最明顯的例子是激烈運動中，因碰撞或姿勢不正確所造成的拉傷或扭傷等。常見的急性運動傷害有從事球類運動時容易發生踝關節、膝關節及手指的韌帶扭傷，其次是俗稱的「網球腿」，也就是小腿後肌拉傷，或伸指肌腱斷裂。

運動障害（慢性運動傷害）

運動障害是累積多次微小傷害所產生的結果，受傷者往往無法肯定在何時何地發生，其臨床演變過程各人不同，但最後總會因症狀嚴重到影響其運動能力而被發現。舉凡不明原因，或由長期過度訓練（overtraining）、過度使用（overuse）及訓練方法之不當而引起器官失調之傷害即稱為運動障害。

慢性運動傷害又可稱為「過度使用症候群」，約70％的運動傷害都是屬於這種類型。這類運動傷害不僅會產生疼痛感覺，還可能造成身體某些機能的功能障礙。通常發生的過程較為隱性，不容易立即察覺，治療後也不易完全痊癒。

如長時間在電腦桌前打字或上網，便會逐漸演發成肌肉或肌腱受傷的問題。常見症狀如網球肘、棒球肩、腱炎或疲勞性骨折、或從事慢跑者容易發生踝後方的「跟腱炎」及膝前方的「髕股骨關節軟骨軟化症」、從事網球者好發肘外側疼痛的「網球肘」(Tennis Elbow)。這些慢性傷害常與受傷者本身的體格或體能缺陷有關，或是所使用的場地、運動鞋或器械不良而導致的。

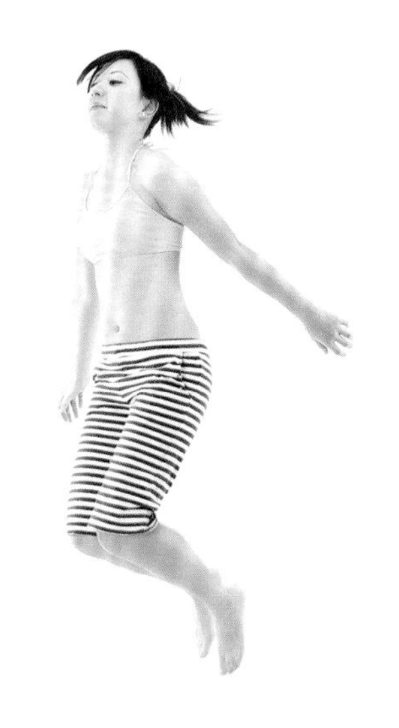

要避免運動障害最重要的關鍵在於預防，運動前應事先評估本身是否具有某些體格或體能的瑕疵、慎選不易受傷的運動項目、注意運動環境（場地、氣候等）、器材及鞋子是否合宜、採取漸進式的訓練、不可好高鶩遠或過度逞強。一旦出現身體不適的症狀時，應及早就醫診治。

危急意外傷害

處理流程

從各種案例與實際臨床經驗證明，在所有猝死事件中，與心臟疾病有關係的機率約佔70％，其原因包括：一、冠狀動脈心臟病；二、左心室肥厚；三、心肌病變，如肥厚性與擴張性；四、心衰竭；五、瓣膜性心臟病；六、發炎、腫瘤；七、先天性心臟病；八、電理學異常；九、其他如爆發性運動、藥物、主動脈疾病等。所以，一旦發生意外運動傷害時，應該立即採取正確的急救步驟，例如因受傷而昏厥倒下時，應馬上進行ABC三個步驟：

A 檢查呼吸道是否暢通（Airway）：

清除口腔異物，保持呼吸道通暢打開呼吸道。

B 呼吸的狀況（Breathing）：

施行人工呼吸，以利恢復呼吸功能。

C 心跳的狀況（Circulation）：

施行心外按摩，以達到恢復循環功能。

施行**ABC**三步驟後，如果仍沒有呼吸，沒有脈搏，就應即刻採取求救行動，即在第一時間內派某人去啟動緊急醫療系統；並開始進行心肺復甦術；在進行CPR的同時，快速的檢查有無任何大量的出血；進行CPR，若病患有出血狀況，應請另一位同伴協助直接用力按壓出血部位。詳細的步驟流程如下圖。

緊急處理步驟流程圖

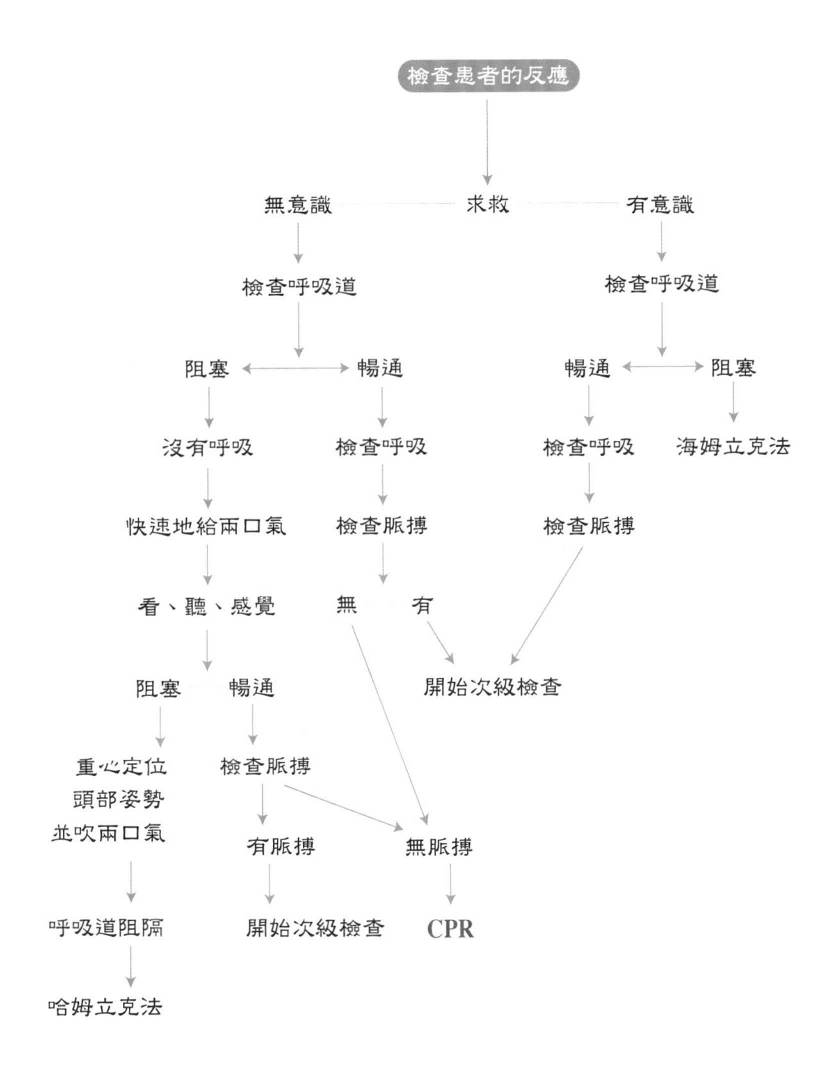
檢查患者的反應
無意識
求救
有意識
檢查呼吸道
檢查呼吸道
阻塞
暢通
暢通
阻塞
沒有呼吸
檢查呼吸
檢查呼吸
海姆立克法
快速地給兩口氣
檢查脈搏
檢查脈搏
看、聽、感覺
無
有
開始次級檢查
阻塞
暢通
重心定位
頭部姿勢
並吹兩口氣
檢查脈搏
有脈搏
無脈搏
呼吸道阻隔
開始次級檢查
CPR
哈姆立克法

急性傷害的評估

急性運動傷害必須在三分鐘之內完成確認受傷者的「生命跡象」，確定受傷者還活著，才有救治的需要。

初級評估

A（airway）確認呼吸道是否有異物阻塞？

B（breath）確認是否還有呼吸現象？除了觀察鼻腔是否作用之外，還必須用手在傷患胸腔的兩側檢查，看看肺部是否還有活動跡象？

C（circulation）檢查患者的血液循環現象，避免失溫。

D（disability）詢問病患何處不舒服？不舒服的狀況為何？

次級評估

頭部（head）：檢查有無外傷、異物刺入、任何缺陷和異常。

頸部（neck）：檢查是否僵硬或外傷的現象，氣體外漏徵狀。

胸部（chest）：檢查有無外傷、氣體外漏，異常的胸腔活動。

腹部（abdomen）：檢查有無僵硬、外傷或異常膨脹部位。

骨盆（pelvis）：檢查有無外傷、異常運動、異常液體外漏或異常腫瘤。

四肢（extremities）：檢查有無外傷、異常腫瘤、畸形，以及是否有顏色異常或流血的現象。

急性運動傷害處理的四大原則：

◎ 休息。

◎ 壓迫患處。

◎ 抬高患處。

◎ 冰敷。

發生急性傷害時，應立刻停止運動，馬上進行局部冰敷，然後以彈性繃帶壓迫傷處，並抬高患部，以達到迅速止血、止腫及止痛之目的。每次冰敷約十五到二十分鐘，每隔二至四小時間歇冰敷一次，直到腫痛不再繼續擴大為止，才表示「急性期」已結束。

到了「亞急性期」時，為了迅速消除腫痛瘀血，最好的方法便是每天做兩次「冷熱交替式水療」（Contrast Bath），即先泡冷水一分鐘，在冷水中靜止不動，然後再泡熱水五分鐘，此時可以輕輕地按摩，按摩的方向由遠端推向心臟，在不會感到痛楚的範圍內，以按摩收縮患部周圍的肌肉，使滲到血管外的瘀血或滲出液重新經由淋巴靜脈系統吸收。如此冷熱交替，共進行五次（總計約需三十分鐘）。此外，在水療期間，仍需持續以彈性繃帶壓迫及抬高患處，直到幾天後腫痛或瘀血完全消除為止。

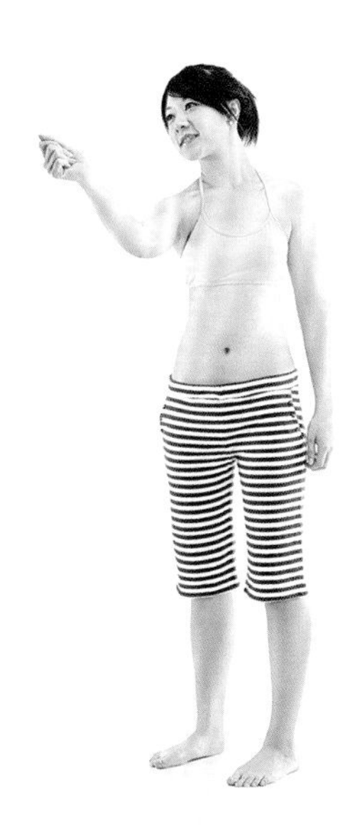

當軟組織發生發炎的反應，就代表組織受傷。急性傷害受傷的部位為「巨噬細胞」，如果處理得當，可以治癒；慢性傷害是「淋巴球」受到損害，所以無法癒合，因此在處理慢性傷害時，必須讓患處重回急性傷害的狀態，才有癒合的可能。

一般而言，軟組織的急性受傷，會有一周左右的發炎期，然後經過六周適當的保護處理，患處會進入約三個月的癒合期，當癒合情形至最高峰時，便可以達到組織重組的狀態。重組狀態約經過六周的重組，一旦復原良好，患處即有可能痊癒。

軟組織傷害PRICE處理法

P——保護（Protection）

保護受傷組織，避免二度傷害。上肢使用「副木」、「支架」或「彈性繃帶」來限制關節動作，或用懸吊帶（sling）減少重力作用。下肢使用「副木」、「支架」或「彈性繃帶」限制關節動作，或用柺杖減少負重。

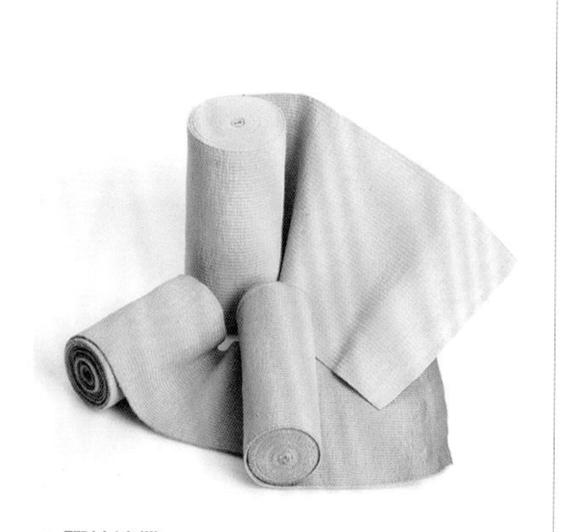

▲ 彈性繃帶

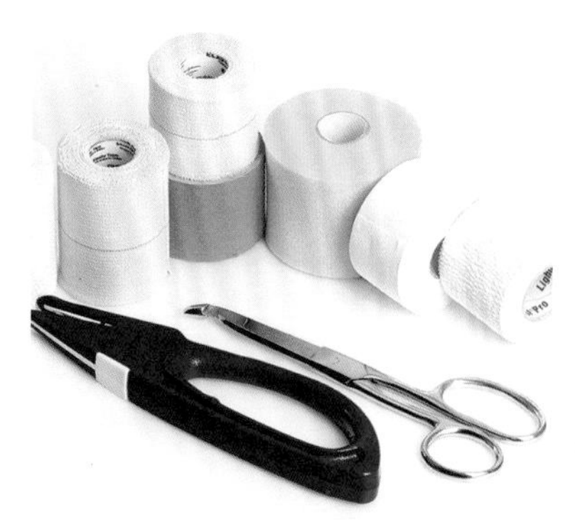

▲ 彈性貼布

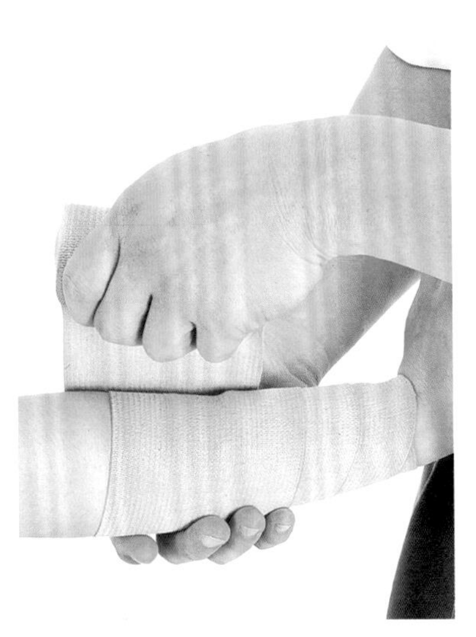
將彈性繃帶由患側遠端往近端包紮

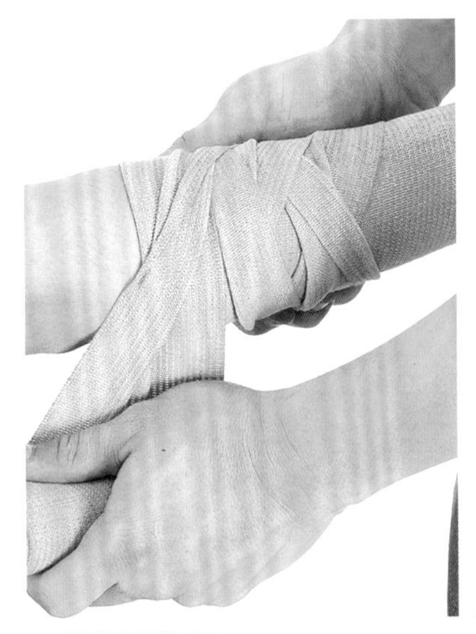
利用折疊增加壓力

R——**休息**（Rest）

減少疼痛、出血、腫脹。應暫時停止任何會引起疼痛的動作與活動。

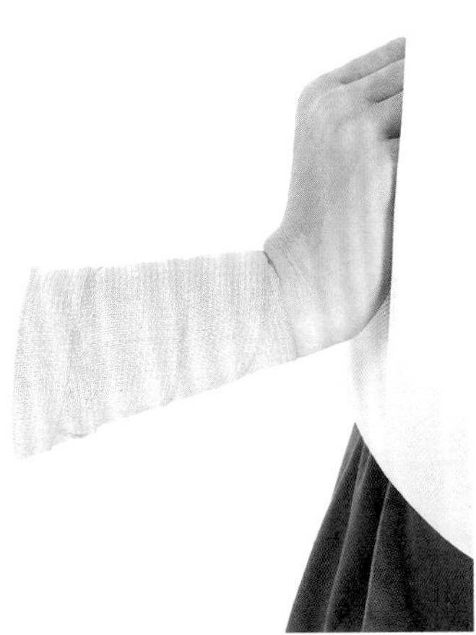
再利用彈性貼布固定繞環貼紮

I——冰敷（Ice）

◎ 使血管收縮，以止血及減少腫脹。

◎ 降低神經傳導速率，達到止痛及肌肉放鬆的效果。

◎ 抑制肌肉收縮速度與張力，讓肌肉放鬆。

◎ 減緩代謝速率，以降低發炎反應並止痛。

冰敷時間切勿過久，否則反而會因缺血而加重發炎反應。可在防水袋中裝入一半冰塊及一半冰水，或購買市售的冰敷包，以微濕毛巾包裹，置於患部即可。受傷後應立即冰敷，每次以十五到二十分鐘為限，每次冰敷間隔一到兩小時，持續冰敷一至兩天。

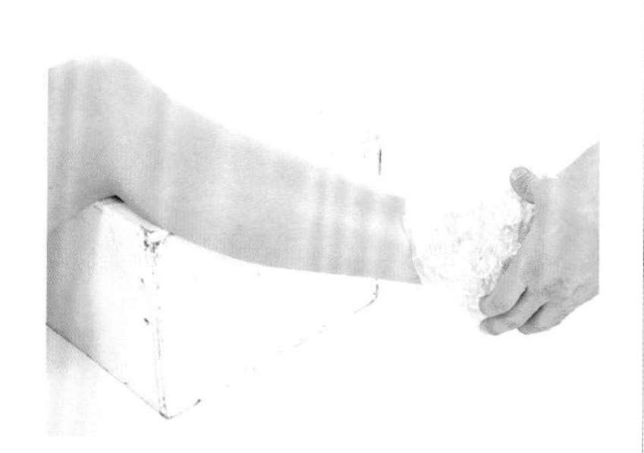

▲ 放置冰敷包於患側部。

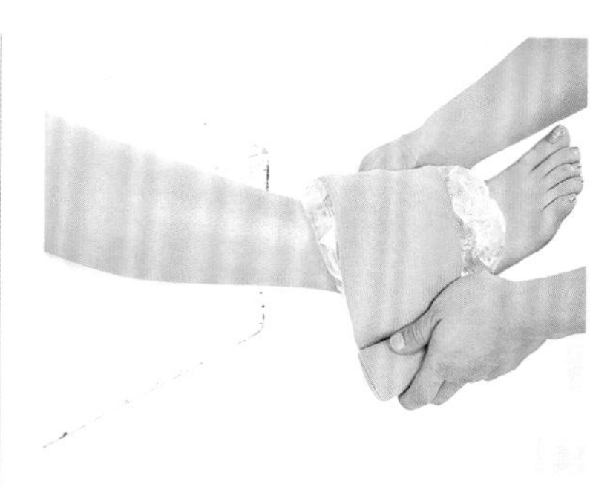

▲ 並用彈性繃帶開始包紮。

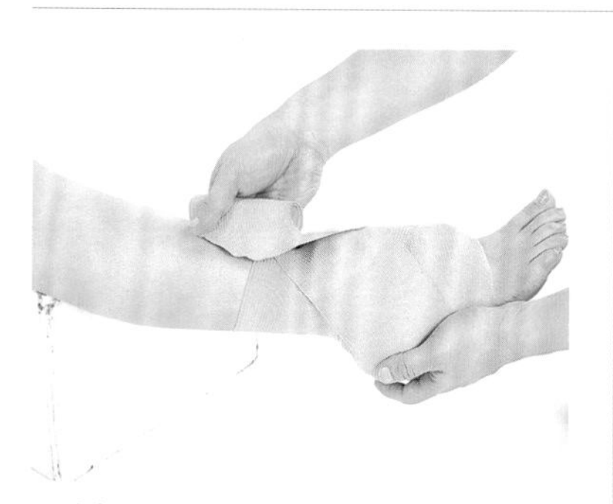

▲ 完整包覆固定冰袋以避免滑脫。

C——壓迫（Compression）

用以止血、減少或消除腫脹。利用寬且牢固的彈性繃帶或彈性護套，大範圍地包住受傷部位表面。包紮時平均施力由遠端往近端包紮，鬆緊適中，不可產生縐折。肢體遠端要露出，以便觀察血液循環的情形。

選擇合適的彈性繃帶尺寸，建議手部使用四吋，腳部使用六吋。彈性繃帶包紮的基本原則為「由遠至近」、「由下至上」，由身體的末端開始包紮，例如包紮手肘時，必須從手指頭的部位開始然後綁向大手臂的位置，此外，包紮時不宜過緊，通常以包紮完成後，可放入一根手指頭的緊度較適當。

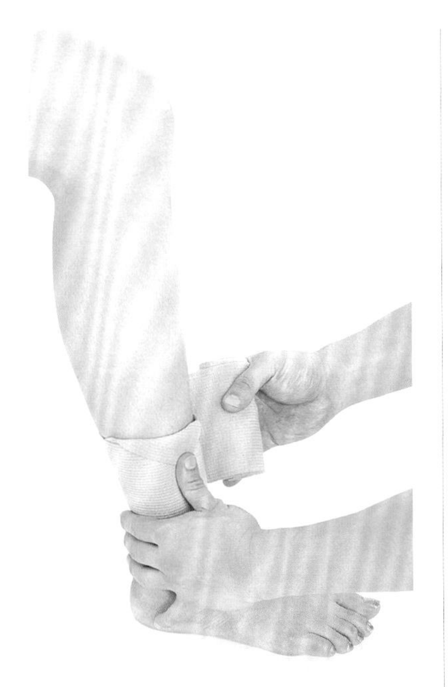

▲ 彈性繃帶包紮時由患側之遠心端向近心端包紮。

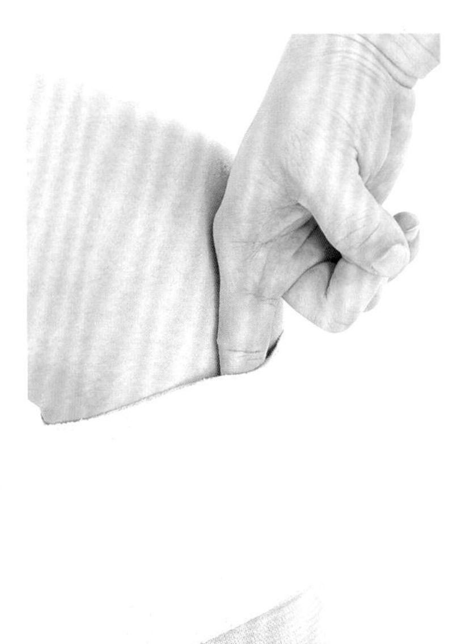

▲ 包紮完後，檢查是否為一根手指頭之鬆緊度，保持正常血流。

E——抬高（Elevation）

目的在於止血、減少或消除腫脹。

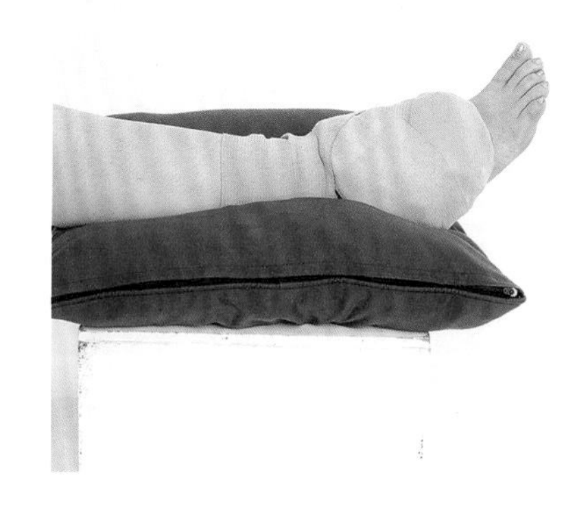

受傷後二十四小時內應盡量將受傷肢體抬高，高於心臟位置，並進行冰敷、壓迫與抬高等步驟。抬高肢體時如果能同時做等長肌力運動，促進血液及淋巴液回流的效果更佳。

PRICE處理後的治療方法

◎ 熱敷患部：熱敷或沖熱水加熱患部，促進血液循環。
◎ 按摩：可促進代謝產物吸收，但要小心，不可傷及患部。
◎ 康復鍛鍊：以恢復身體各部位的柔韌性及肌肉力量。
◎ 適應性包紮：康復階段的包紮，可逐漸開始恢復運動。

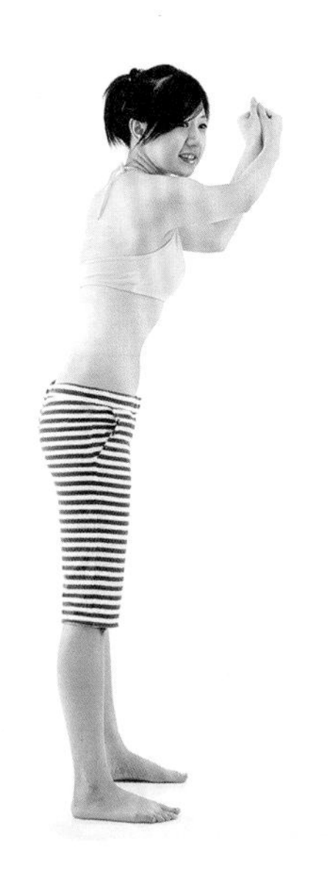

康復階段的包紮，可逐漸開始恢復運動。

健康小常識

軟組織

身體除了骨頭以外的其他部分就稱為「軟組織」，又可稱為「結締組織」，具有豐富的細胞間質（extracellular matrix），其細胞之密度較低，細胞體型也較小，細胞分散於細胞間質之間。結締組織的細胞間質由成形的纖維（fibers）、膠狀基質（ground substance）及組織液（tissue fliud）所組成。其中纖維因組成成份之不同，可區分為膠原纖維（collegen fiber），彈性纖維（elastic fiber）及網狀纖維（reticular fiber）三種。

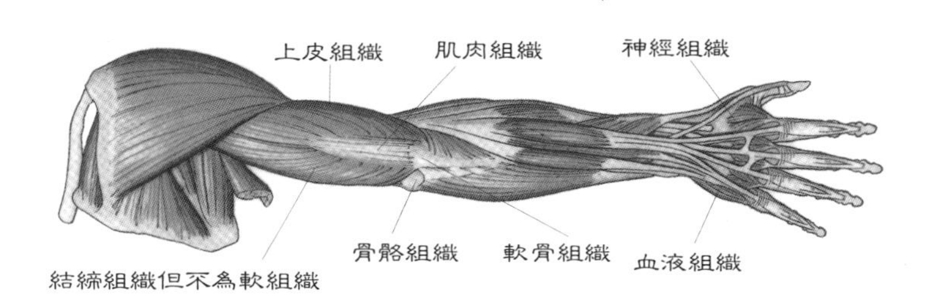

組織發生傷害後的主要處理手段

一、控制出血、腫脹。

二、肌肉痙攣及緩和疼痛。

三、促進組織修復的反應機制。

四、避免傷處皮膚收縮與組織沾黏。

五、增進癒合處的結構及功能。

六、本體感受的管理，包括恢復運動能力及技能。

心肺復甦術 CPR

結合人工呼吸與心外按摩二種技術，對生命危急之病患所採取的急救方式。目的在於恢復循環與呼吸功能。

因心臟病突發、窒息、觸電、過敏反應、藥物中毒等原因引起之呼吸及心臟脾動停止者適用。

心肺復甦術程序：

1、檢查患者意識。

2、求援。

3、打開呼吸道。

4、評估呼吸。

5、實施人工呼吸。

6、檢查循環徵象。

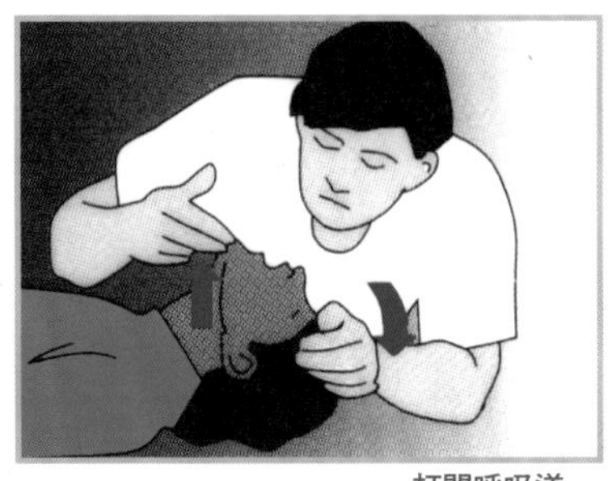

打開呼吸道

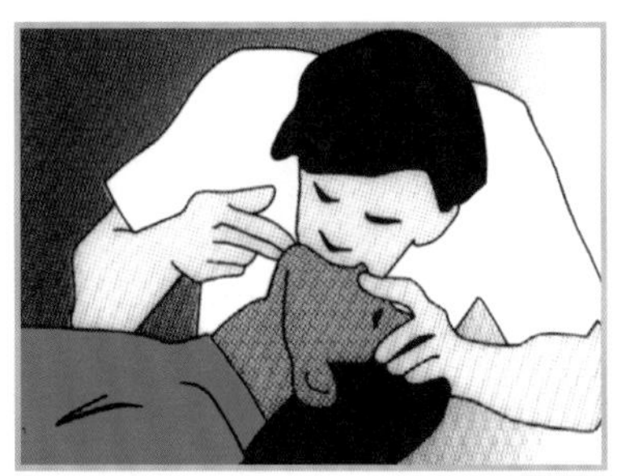

人工呼吸

人工呼吸

1、拇指與食指捏住鼻子。

2、口對口或口對面。

3、平穩吹氣二次，每次約兩秒鐘。

4、以可明顯看到胸部起伏的吹氣量為標準即可。

如仍無法通氣，必須打開呼吸道，重新再做一次人工呼吸。

心外按摩（成人）

1、讓病患平躺在硬板上。

2、找到按摩位置，約在兩乳頭間的胸骨上（胸骨下半段）。

3、雙手掌根重疊置於胸骨上，以掌根施力。

4、手肘打直，以身體重量垂直下壓約四到五公分。

5、維持平穩力氣與速率（每分鐘約壓一百次）。

6、放鬆時不可用力，同時掌根不可離開胸骨。

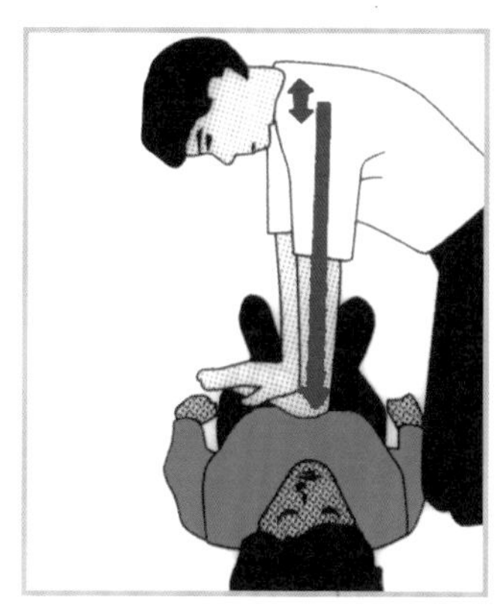
心外按摩

此外，四個CPR周期吹氣後（約一分鐘後）再評估生命跡象

1、沒有循環徵象時，繼續執行CPR。

2、有循環徵象但尚未有呼吸現象時，持續實行人工呼吸。

3、有呼吸現象但尚無意識時，採「復甦姿勢」檢查身體。

4、有呼吸也有意識時，則開始檢查身體各部位的情形。

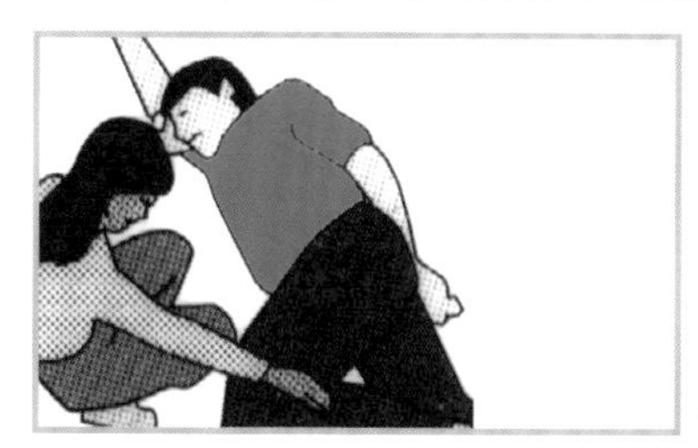
復甦姿勢

健康小常識

評估「呼吸」的重點

一、耳朵要靠近病患口鼻。

二、看——胸部起伏。

聽——吐氣聲。

觸——用手處碰胸腔側面，以察覺肺部是否活動。

感覺——氣吹到臉上。

三、整個檢查時間不可超過十秒鐘。

呼吸道異物梗塞徵候

一、**完全阻塞：**無法說話、無法呼吸、會咳嗽。

二、**部分阻塞：**聽到鼾聲，鼻孔外張，呼吸費力。

三、患者會有焦慮不安、意識模糊、不省人事、發紺（膚色因缺氧而變成紫色）等現象。

休克的症狀與處理方式

症狀：

一、虛弱、昏眩。

二、膚色蒼白且濕冷。

三、脈搏快而弱。

四、呼吸快而淺。

處理方式：

一、確定呼吸道通暢。

二、抬高下肢（脊椎或頭頸受傷除外）。

三、鬆開束縛衣物。

四、蓋毛毯保暖。

五、可用水潤濕嘴唇。

六、評估原因。

七、切記，當下不可給予飲料或食物。

CPR急救流程圖

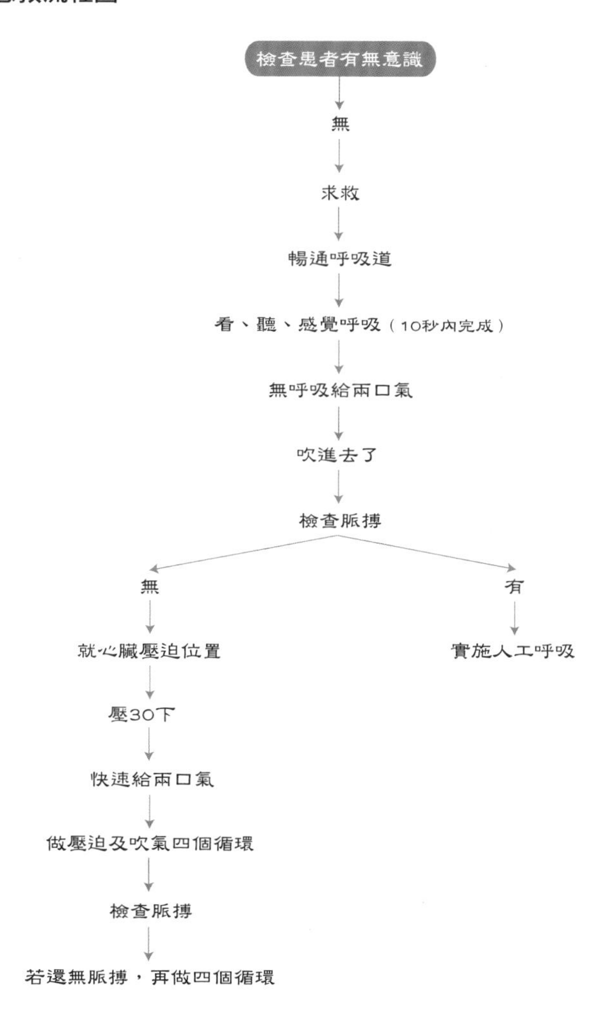
檢查患者有無意識
無
求救
暢通呼吸道
看、聽、感覺呼吸（10秒內完成）
無呼吸給兩口氣
吹進去了
檢查脈搏
無
有
就心臟壓迫位置
實施人工呼吸
壓30下
快速給兩口氣
做壓迫及吹氣四個循環
檢查脈搏
若還無脈搏，再做四個循環

哈姆立克急救法（腹部擠壓法）

窒息的急救非常緊急，假如不能在四分鐘內有效處理，患者可能會因腦部受損而造成永久性痴呆的下場。窒息特徵有：

1、不能講話或呼吸。

2、臉色蒼白，隨即發黑。

3、喪失知覺，隨即虛脫。

受害者通常把手放到喉部，此稱「哈姆立克信號」。假如患者被人詢問：「是不是喉頭被堵塞住了？」通常多半講不出話，但會點頭回答，這時就應立即以哈姆立克急救。

有時受害者尚能站立，但可能走不了多遠就昏倒，這樣的狀況與心臟病發作類似而難以鑑別，原則上只要病人昏迷不醒，就應立刻打電話求救，然後做ABC初步評估，如果病人無法自行吸入空氣，試試將他的頭向後抑，如果仍然不行，則立刻施行哈姆立克急救法。

施行的姿勢與方式

當氣道沒有完全阻塞時，施行者應站在患者背後，腳成弓箭步，前腳置於患者雙腳間，一手測量肚臍與胸窩，另一手握拳，虎口向內置於肚臍上方，遠離劍突測量的手，再握住另一手，兩手環抱患者腰部，往內往上擠按，直到氣道阻塞解除或意識昏迷。當雙手無法環抱患者或患者為孕婦時，擠按的部位可移至胸骨心臟按摩處。

氣道完全阻塞的現象是患者無法呼吸、咳嗽或說話，此時患者通常會兩手按住喉部，臉部潮紅，睜大雙眼。施行者兩手應置於患者雙手內側，每次擠按都要注意是否已經有阻塞解除的現象（嘔吐、咳嗽或講話），注意患者是否已呈現昏迷？若昏迷應以兩手肘往上頂住患者腋下，靠在施救者的身上，再令其安全地往後躺下。

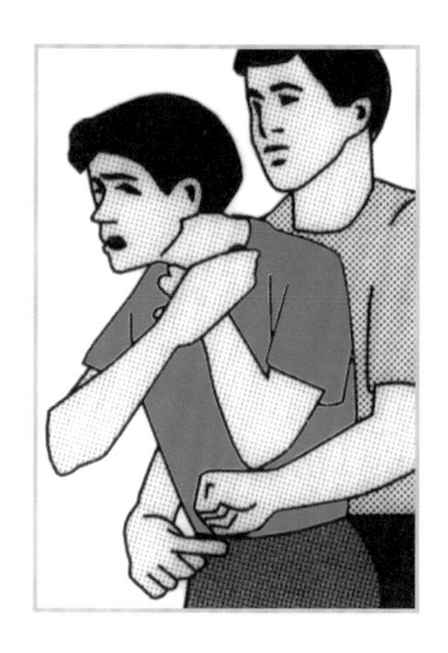

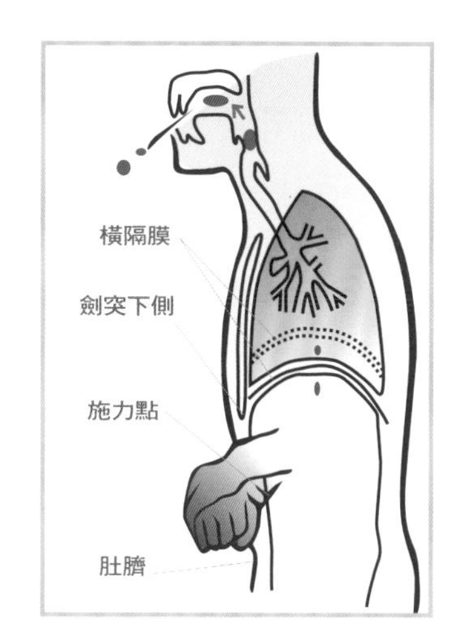

運動傷害的防護

由於運動保健意識的提升，如何防範運動傷害的問題似乎已漸漸地受到社會大眾的關切，這當然是很好的現象，但更重要的是要造就出一個「不易發生運動傷害的身體」以及學習「防範運動傷害發生的方法」，前者是消極性運動傷害防護法，而後者是積極性運動傷害防護法。

消極防護法

運動前

1、做好健康檢查，以確保身體安全。

2、充分的休息與睡眠，將體能保持在最佳狀況。

3、足夠的熱身及伸展運動。

4、萬全之心理準備及完整的個人護具與裝備。

5、注意天候的變化，不可在高溫炎熱的環境下運動；天冷時，務必進行適當的熱身運動。

6、注意運動設備、場地及器材的安全。

運動中

1、集中精神但不可過度緊張。

2、心情放鬆但不可過度散漫、大意。

3、嚴守比賽規則，服從判決。

4、動作不可過度誇張或太勉強。

5、不可負傷運動。

6、不可過度運動。

運動後

1、充分實施緩身整理運動。

2、適當地攝取營養與水分，保持充足的休息與睡眠時間。

3、不宜馬上進食或入浴。

積極防護法

即是造就一個不容易發生運動傷害之方法，種類有體力強化法、熱身運動法、伸展運動法、運動按摩術及運動貼紮等。

體力強化法

強化身體體力要素的方法，包括：

1、有肌力強化法——肌肉可因其收縮方式及關節角度變化的不同而表現出不同的力量。

2、爆發力強化法——肌肉在短時間內發揮出來的最大力量。

3、肌耐力強化法——肌肉在某一特定時間內，所能發揮出來的最大力量。

4、心肺功能強化法——指心臟、肺臟之呼吸循環之能力，體能中所謂心肺功能指的是全身性持久力。

熱身運動法

可以將「熱身運動」比喻為開車前的「熱車」。根據運動傷害的調查研究結果指出，因運動前未做熱身運動而發生運動傷害的案例，佔絕大多數，由此可見，運動前之熱身運動對預防運動傷害的發生是何等重要。熱身運動還包含生理及心理兩個層面的效益：

生理效益

1、提高肌肉機能：熱身運動可增加肌肉血液流量，促進肌肉新陳代謝而提高肌肉機能，提高關節的靈活性及強化韌帶的適應性，可避免或減少肌肉及關節的運動傷害。

2、提昇中樞神經系統之興奮性及機能：熱身運動具改善中樞神經機能、提高其興奮性、縮短其反應時間的效益。透過熱身運動可使每一動作或運動圓滿、順暢地完成，進而避免運動傷害的發生。

3、提高呼吸循環機能：透過熱身運動來提高心肺呼吸循環機能，可以增強人體對運動條件的適應能力及運動效率，也能減少或避免運動傷害的發生，特別是內科性心肺疾病，如猝死等不幸事件。

心理效益

熱身運動是透過動作之模擬練習、心理之意像演練等，來提高運動意識、緩和心理緊張，進而減少或避免運動傷害的發生。熱身運動的做法可因運動項目、個人需求、鍛鍊程度、氣候條件的不同而有所變化。

健康 小常識

避免運動傷害十大注意事項

一、遵循運動基本步驟：熱身運動→主要運動→緩和運動。

二、熱身運動要先慢後快，而緩和運動要先快再慢。

三、運動前一定要伸展四肢及熱身。

四、做伸展操時，必須緩慢而平穩，避免過度彈振，每個動作需伸展約十到二十秒，感覺緊繃但不疼痛。

五、裝備齊全且運動場所要有足夠的基本保護措施。

六、具備充足的睡眠，以免精神不濟或注意力不集中；運動中要補充足夠的水分。

七、運動員於正式比賽前應有完整周密的訓練計畫，以增強肌力，減少受傷機會。

八、體能狀態不佳或受傷位部痊癒之前，切勿勉強從事運動。

九、受傷後應尋求具專業知識的醫師治療，切勿隨意找跌打師父推拿，因為不當的按摩常致使傷勢惡化。

十、鬆弛的關節應作包紮（尤其是踝關節），以預防傷害及防止慢性傷害惡化或二次傷害。

按摩不當的反效果

如果按摩不當，可能會使肌肉組織纖維化，受傷的部位會長期且慢性疼痛，這種症狀常被誤以為是風濕。無論任何部位的傷害，在急性期如果未做適當治療，容易使組織鬆弛、關節不穩定，進而造成習慣性脫臼，極易再度受傷。

落地動作的自我保護

預防：骨折、脫臼、擦傷

原因：重心不穩、因他人猛力衝撞而摔倒

自我保護：低頭→屈肘→團身準備落地→肩背著地→順勢滾翻→緩衝反作用力→手部著地→屈肘緩衝→放鬆著地

切忌：直臂撐地、強行抵制

Part III

建立相關正確觀念

除了明白「經常運動」及「活動量不足」對健康之利弊與得失，以及懂得如何為自己設定運動計畫之外，接著，想要預防「運動傷害」，就得要先了解「伸展運動」、「無氧運動」及「有氧運動」的目的與重要性。

「伸展運動」主要的目的是為了改善身體的柔軟度；「無氧運動」是改善人體的肌力及爆發力；「有氧運動」則為改善心肺耐力及肌耐力，並可適當控制體重（進而達到減肥的效果）、預防文明病及增進心理以及情緒健康等，如果再以接觸地面負重的運動方式來看，像是步行、慢跑、網球等，有氧運動還可改善骨質流失、預防骨質疏鬆等問題。

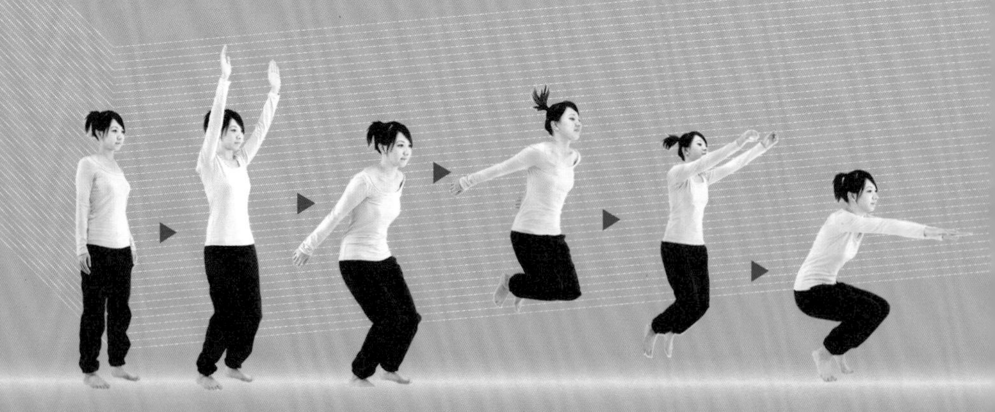

預防勝於治療

選擇合適運動的二個原則

選擇合適運動的第一原則是「依據個人想要健身的目的或效果來慎選運動方式」。想要達到「促進健康」的目的，以及減少「運動傷害或肌肉酸痛」的問題，建議最好每周規律性地運動達三次以上，而且以「有氧運動」為主，搭配「無氧運動」為輔。每次運動時必須配合正確且充分運動前的熱身（warm up）及運動後的緩和（cool down）運動。將「伸展運動」合併於熱身及緩和運動中，可達到最佳的運動效果及時間效益。

第二原則以「自我的興趣為出發點且可經常執行的運動」為最理想運動。運動對健康之益處必須經過規律累積後才達成持續性的效果，所以如果不是自己喜歡的運動，只是一時追隨流行或配合他人而做的運動，就很難達到持續運動的成效。除了考慮興趣之外，想養成運動習慣也要配合自己的生活作息。許多沒有運動習慣的人最常用「工作太忙」或是「沒時間」當成藉口，這種無法造成經常執行運動的結果，當然不可能獲得健身的益處，更甚至，偶一為之的「周末運動員」發生運動傷害或肌肉酸痛的可能性也比一般人來得更高。

運動傷害的三個層次

不論是運動選手或一般人，在運動的過程中，會造成運動傷害的主要原因可概分為「內部原因」與「外部原因」。

所謂內部原因包括了運動者本身的年齡、性別、體型、體適能、肌力、運動技巧，以及過往的受傷經驗。而外部原因則有運動設備、運動環境、肢體活動的型態和不適當的動作調整。

預防「運動傷害」可從三個層次來，第一級預防為「個人層面」，擁有正確的運動觀念並切實做到，才能防範運動傷害於未然。第二級預防是「團體層面」由整個參與運動的團體中每個人都應建立正確的防護觀念，可達到預防再次傷害發生，或防止運動傷害演變成慢性傷害。第三級的預防則是「社會層面」，除了個人與團體之外，整個社會層面也必須要有正確的運動觀念，這樣才能預防運動傷害變成無法恢復的功能障礙。

運動程序

如果想要達到有效的運動成效，又不希望造成運動傷害，就必須要養成良好的運動習慣，簡單而言，就是要做好「完整的運動」。除了想要進行的運動本身，運動前的暖身以及運動後的放鬆都不能忽略，如此才能有效預防運動時可能造成的各種傷害。

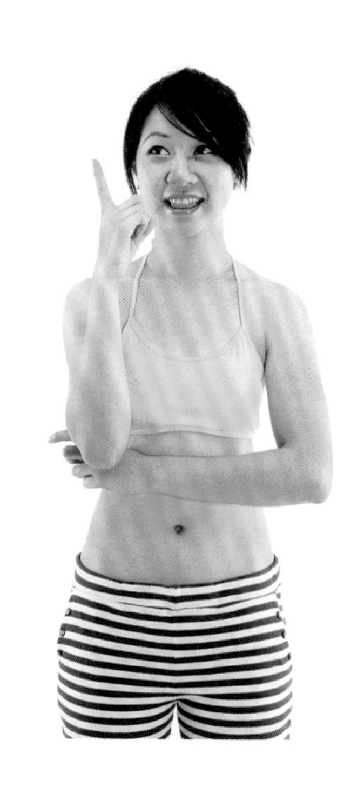

熱身＋伸展（十分鐘）→主運動（二十至六十分鐘）→放鬆或緩和運動（十分鐘）

熱身運動

熱身運動又稱為暖身運動，其主要目的在於提升身體溫度及心搏數，增大關節活動度，預防運動傷害。主要為簡單的動作及柔軟體操，配合輕快的音樂節奏進行，當體溫上升後，加以靜態伸展動作，整個流程通常需約五到十分鐘。

熱身主要是在運動前必須先「暖化」體溫。運動前人體因為生物需求的原因，會保持適當恆溫，這樣的體溫所產生的動能只能提供一般日常生活所需的活動機能，因此，一旦身體需要從事更激烈的肢體活動時，就必須提升身體可發揮動能狀態的能力。

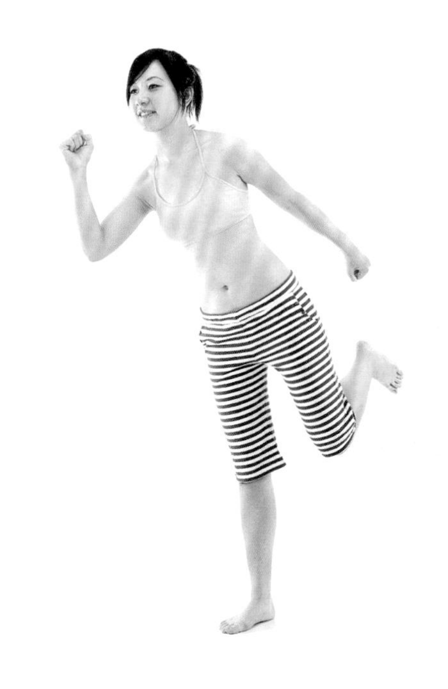

通常熱身運動可分為自發性熱身及外來性熱身。自發性熱身是指運動者在運動前，藉由慢跑或原地跳躍等活動來達到暖身的效果。而外來性熱身，通常是因為環境與體溫落差太大（如環境太冷、雪地運動等）

，無法迅速達到熱身效果，必須藉由外來幫助，如利用熱水沖泡，直接搓掐身體的肌肉，迅速提升體溫。

伸展運動

體溫提升之後，就可以溫和且緩慢地開始進行主要活動肌群的靜態伸展，讓每個環節動作停留十五秒左右，接著做與預定要做的運動項目有直接關聯的動態熱身操。所有的伸展運動都只要將動作拉到「緊」的程度，切勿產生任何疼痛的感覺。熱身運動與伸展運動可合併一起做，大約需要花費十分鐘的時間來進行整個熱身運動。

或許有些人一談到伸展運動，就會回憶起小時候上體育課例行要做的徒手體操，總覺得那是一道無聊又枯燥的手續，尤其整個過程的動作均以固定的節拍進行，有如軍事化訓練一般，自然沒有太多人喜歡。但是，熱身運動不僅是為了活動伸展身體的肌肉、關節和韌帶而已，它更具有慢慢調整全身心肺呼吸和血液循環系統的功能，讓身體能順應接下來的主要運動。另外，實施伸展運動時應注意幾件事情：

◎ 心理方面，心情要保持放鬆、愉快，這樣才能讓身體力求鬆弛。

◎ 生理方面，應先熱身，然後配合呼吸，接著依照每個人的個別差異來選擇運動的動作型態。

◎ 注意姿勢正確性，在過程中要持續地伸展，切勿有彈振的行為。

◎ 實施要領由易入難，然後漸次加強。整個運動流程可配合不同強度的動作，可分散進行，且隨時可做。

伸展運動可融合傳統運動，像是太極或瑜伽等動作，因為不論是太極或瑜咖的動作，通常是以一種固定伸展的姿勢維持一段時間，這種固定的伸展姿勢，可以讓相關的肌肉和結締組織伸展至最大極限，而且這種靜性的伸展是很有效的；相反的，以肢體快速彈動方式實施的動性伸展操，比較容易造成相關肌肉拉傷，而且因為肌肉突然地伸展，會使肌肉本身產生反射性收縮，反而阻礙肌肉被伸展的程度。所以，以肢體快速反覆彈動的方式來做伸展操是不恰當的。

最好的方法就是以很慢的動作，小心地將肌肉伸展至最大極限，通常，這個時候被伸展的肌肉部位會有輕微的不舒服感，或感覺繃得緊緊的。超過了這個界限，或以快速彈振的方法來進行的話，往往會造成肌肉、韌帶或關節的傷害。

請記住，在做伸展運動的過程中，一定要避免身體快速彈振的動作或強迫身體做一些過份不自然的動作，應以個人可接受的程度施力，每次伸展大約維持十到十五秒的靜止時間。假如身體很久沒運動了，要使身體繃緊的肌肉能完全伸展開，是需要一段時間的，千萬別急！以舒適的用力程度來做，才能夠讓身體變得柔軟與靈巧。

同時，附上一套簡易的伸展操動作，主要的功用在於延展、放鬆身體幾個重要樞紐部位，其中包括「頸部側彎」、「雙手後拉」、「軀幹旋轉」、「軀幹側彎」、「頂天立地」及「繞肩」等六項動作。

頸部側彎

伸展部位：上斜方肌

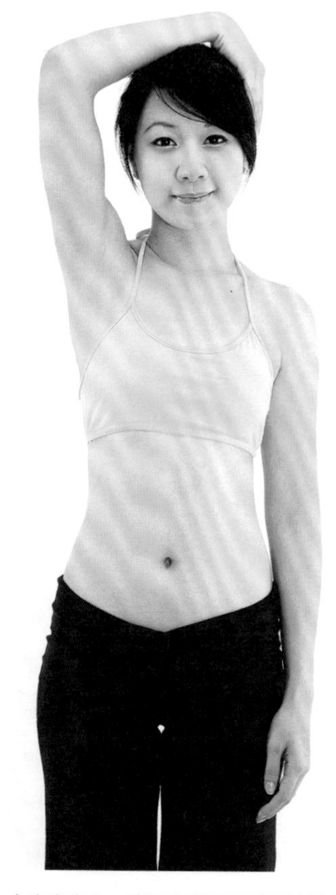

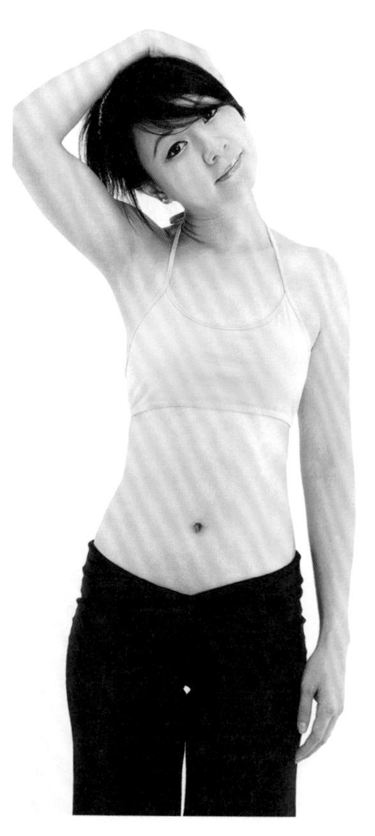

上半身直立，使用右手將頭緩緩地拉向右肩膀，直到感覺肌肉緊繃，維持這個姿勢十到二十秒。

讓頸部緩緩回正，同一動作做三到五次，之後換邊繼續動作。

雙手後拉

伸展部位：胸肌、三角肌

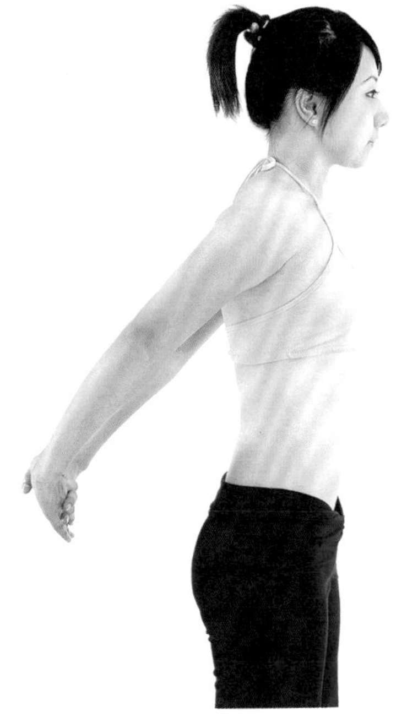

▲ 雙手至於背後並且互相交握，手掌向下。接著雙手緩緩地向後及向上抬起，兩側肩胛也要往後夾緊。

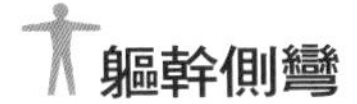

軀幹側彎

伸展部位：肱三頭肌、側腹肌群。

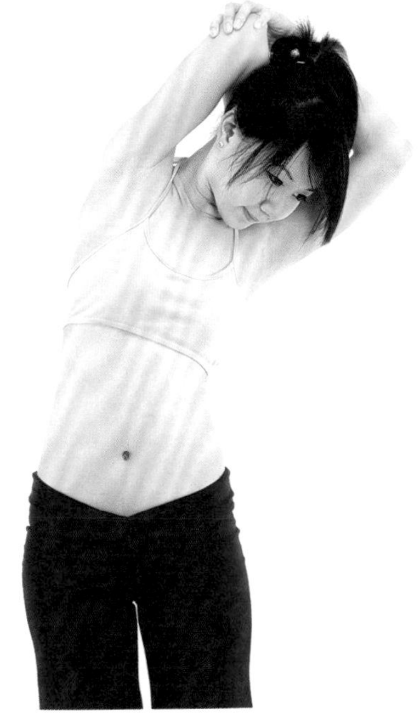

▲ 將左手向上抬高，接著右手由頭部後方拉住左手肘，然後拉向右方，身體向右側彎維持姿勢約十到二十秒。

軀幹旋轉

伸展部位：腰部、側腹肌群。

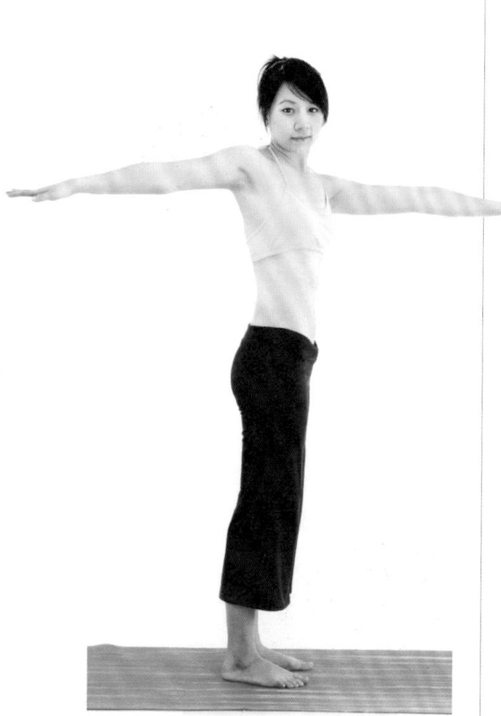

雙手水平張開，下半身固定不動。上半身向右旋轉，致身體能夠承受的最大角度，維持約十到二十秒。

頂天立地

伸展部位：前臂、手掌部位、屈肌、上臂伸肌。

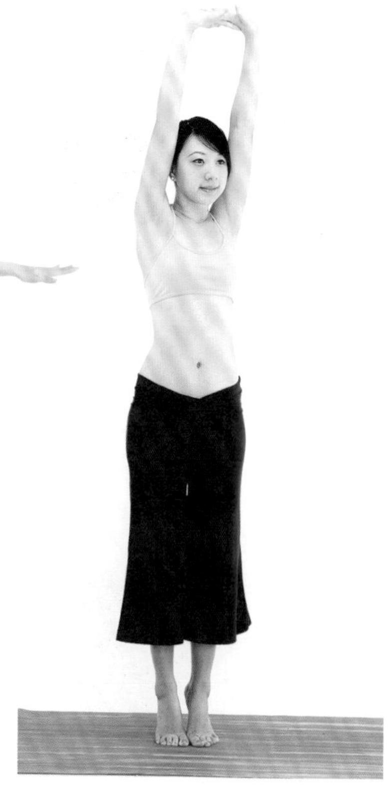

雙手交叉並向上高舉，手心向上。雙手施力將身體上提，同時踮起腳尖，直到感覺肌肉緊繃，維持姿勢十到二十秒。

繞肩運動

伸展部位：肩頸部位肌肉

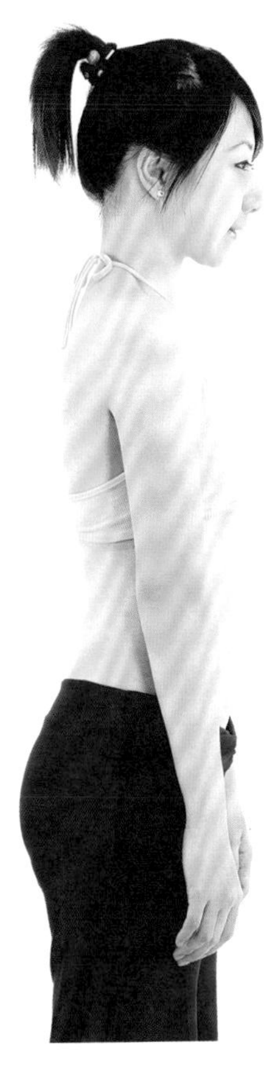

上半身放鬆直立，雙手自然下垂，將肩膀向前推，停留約五秒後向後推，再停留約五秒。

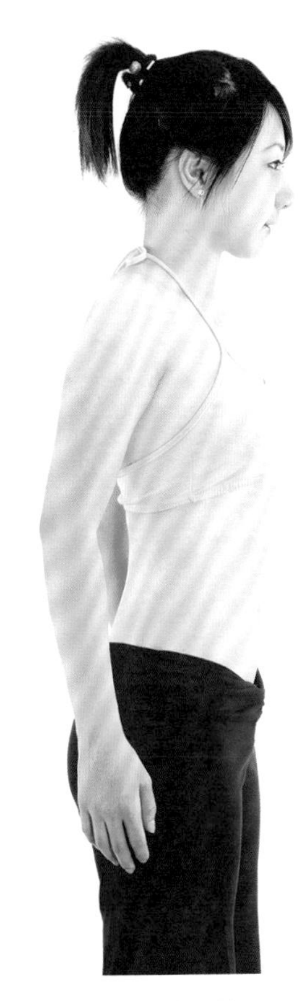

接著向後推，停留約五秒。

健康 小常識

熱身運動的目的

人體溫度提升大約兩度之後，會增加神經傳導的速度，然後加速「再生氣（second wind）」的發展，經由血紅素和肌蛋白的結合，增強釋放氧的能力，改善代謝過程並增加心肺耐力。同時，因為結締組織的柔軟度增加，可增進肌肉收縮時的速度和力量。當肌肉的協調能力和黏滯性改善後，便能減少肌肉或肌腱韌帶的運動傷害。

何謂「周末運動員」？

有些人平時很少運動，可是一到周末或假日，突然心血來潮，便興致勃勃地臨時上場運動或加入某些運動比賽，這種情形最容易造成運動傷害，或引起「遲發性肌肉酸痛」。「運動不當」除了可能產生上述害處之外，最可怕的還是誘發心肌缺血或血壓突然上升太厲害，因而導致心臟病或腦中風，嚴重者甚至可能造成暴斃的悲劇。

建議高血壓、糖尿病、高血脂症或肥胖者，最好先做完整的體檢，確認並無潛伏性心臟病或心肌缺血時再開始運動。急性感冒期間、剛吃飽飯一小時之內，或身心疲勞時，皆不適宜運動，以免發生意外。

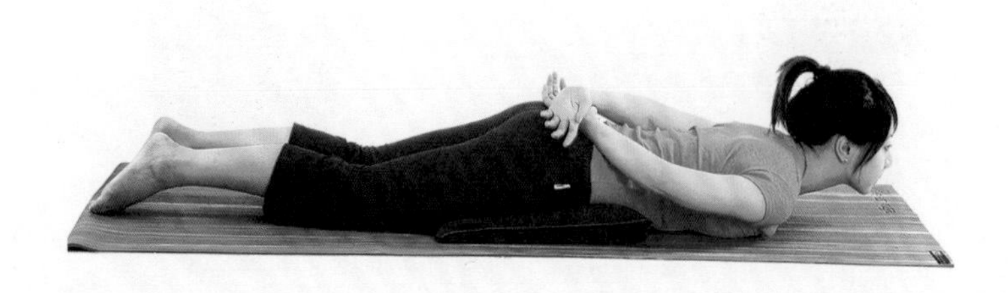

伸展操的好處

一、因為肌肉壓力減少，所以也能減少肌肉與肌腱的傷害。

二、讓身體早點回到應有的運動機能階段，以減少肌肉的傷害。

三、增加身體的活動度，進而提升運動的表現。

實施與運動項目相關的伸展活動，能喚醒神經肌肉的記憶，可進一步增加動作的協調性與靈敏性。

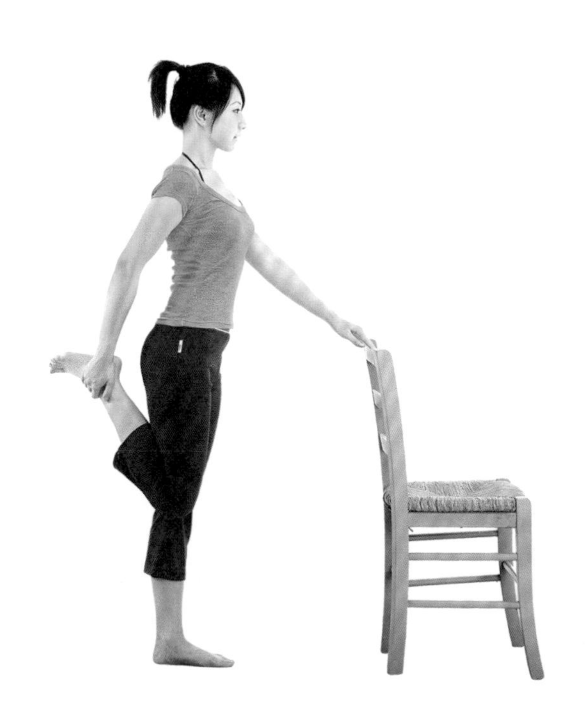

Part IV

平日保養與傷後復健

在運動後，身體組織的溫度尚未下降之時，就是做緩和運動或伸展操的最好時機，一方面可安全並有效地增加組織柔軟度，還能同時減少延遲性肌肉酸痛發生的機會。

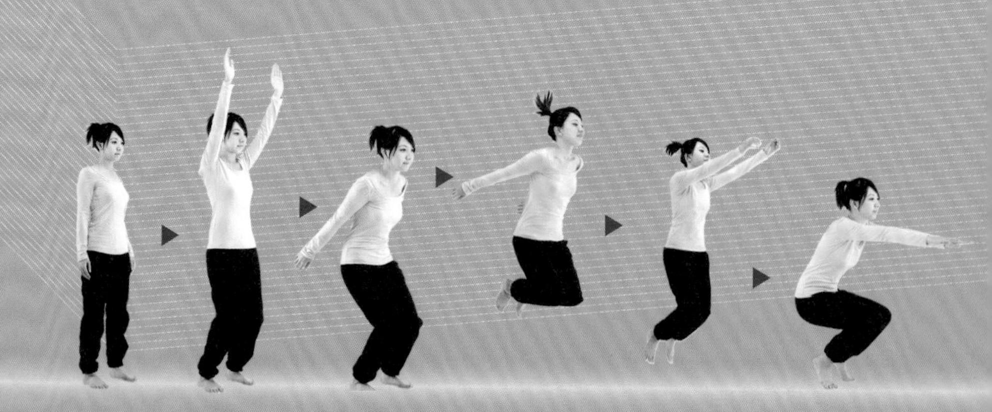

緩和動作

一般人或許知道伸展運動的重要性，卻常常忽略主運動後的緩和運動，這是急需改進的運動觀念。緩和運動，又可稱為放鬆運動，主要的目的是可從生理及心理兩方面的鎮定作用，減少延遲性肌肉酸痛發生的機率。主要包括「延續性的輕度活動」和伸展操，運動後的伸展操其實和運動前的熱身相似，而所謂「延續性的輕度活動」是指延續且逐漸減緩原本從事主要運動所活動到的肌群與身體組織，可幫助排除乳酸及其他代謝廢物。

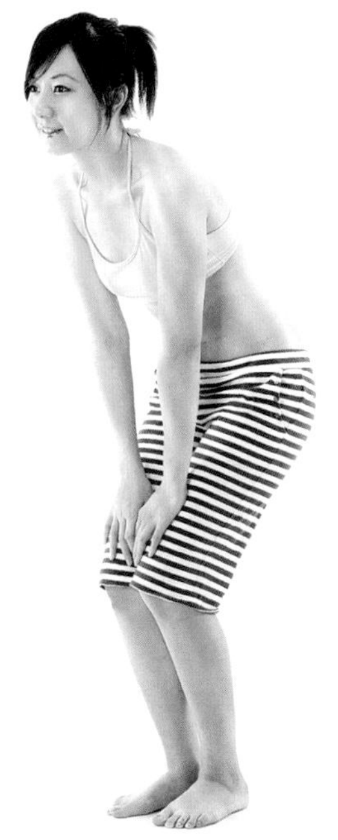

在此介紹一套共分為二十二個動作的緩和運動，整套完整的伸展操是以全身各主要肌群為對象，以達到緩和肌肉與伸展筋骨的目的。

在做完主運動後，可針對放鬆主運動時強力使用到的部位，選擇部分緩和伸展操，以達到緩和與放鬆的效果。無須每次都將二十二個動作從頭到尾完成，可因時因地選擇需要的動作進行伸展。

向上拉臂

伸展部位：肱三頭肌、濶背肌
注意事項：◎ 眼睛往前看一固定目標，抬頭挺胸。
◎ 腰不可彎曲。
◎ 後腳跟不可離地。
◎ 手肘關節，宜完全放鬆。
◎ 握肘關節之手，需慢慢地用力拉。

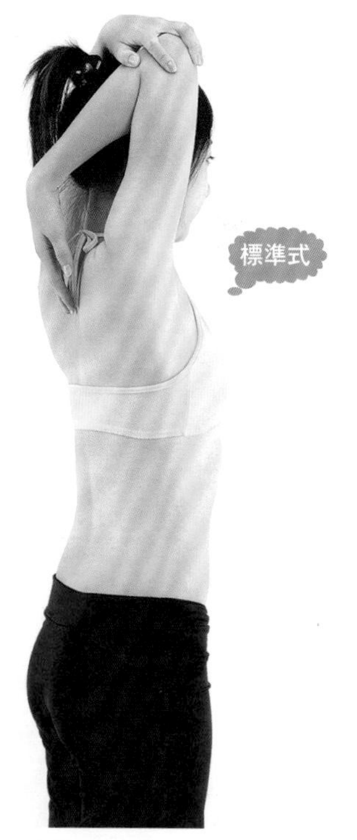

▲ 左手握住右關節，右手臂慢慢向上伸展，再慢慢放下。換邊依序進行相同步驟。

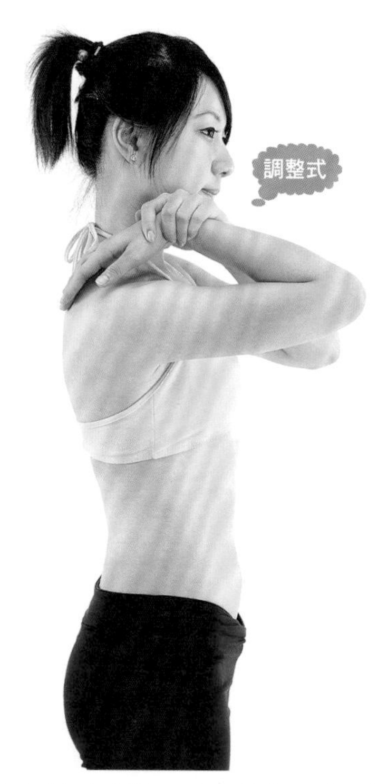

▲ 無法伸直手臂者，可依個人能力，小幅度伸展即可。

擴 胸

伸展部位：前三角肌、胸大肌、尺側曲肌、肱二頭肌
注意事項：◎ 肩膀下放，雙手手指交插合併。
◎ 雙腳後跟不可離地。

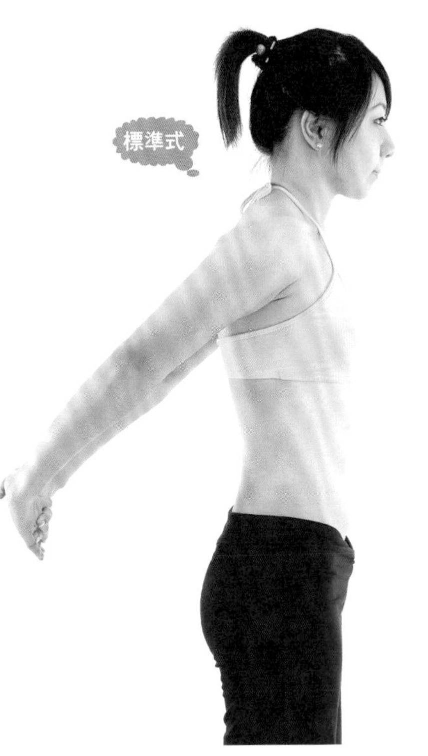

▲ 雙手向後伸直，手腕內擺，手指交叉合併，肘關節打直，胸部挺胸擴張。

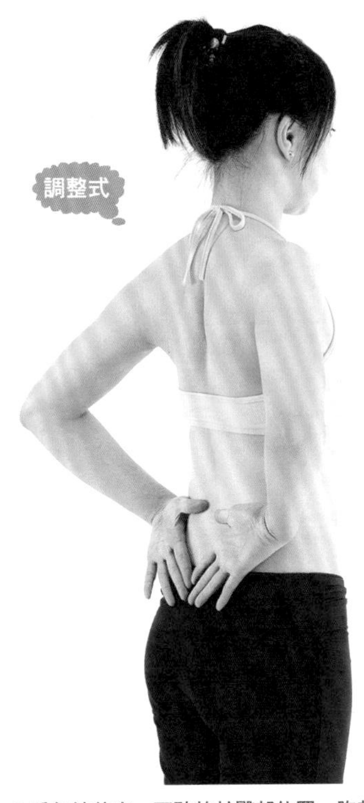

▲ 手無法伸直，可貼放於臀部位置，胸部挺胸擴張。

站立體側彎

伸展部位：闊背肌、腹外斜肌
注意事項：◎ 呼吸時，慢慢吐氣，瞬間吸氣。
◎ 按照個人能承受的力道進行，不必太勉強。
◎ 雙腳腳掌不可離地。

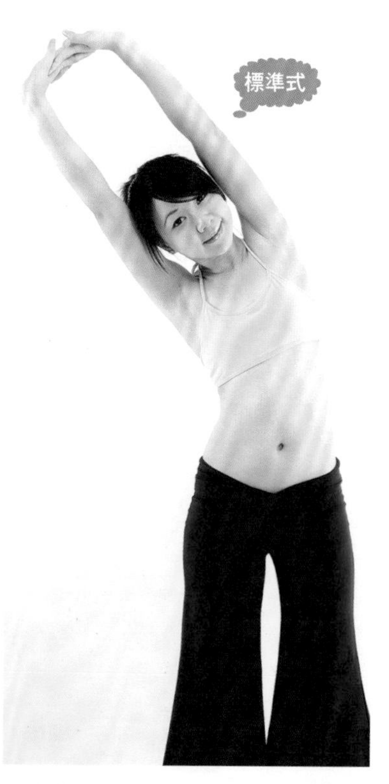

▲ 雙手慢慢上舉伸直，右手牽引，身體慢慢向右側彎，身體不得向前彎曲。換邊同作。

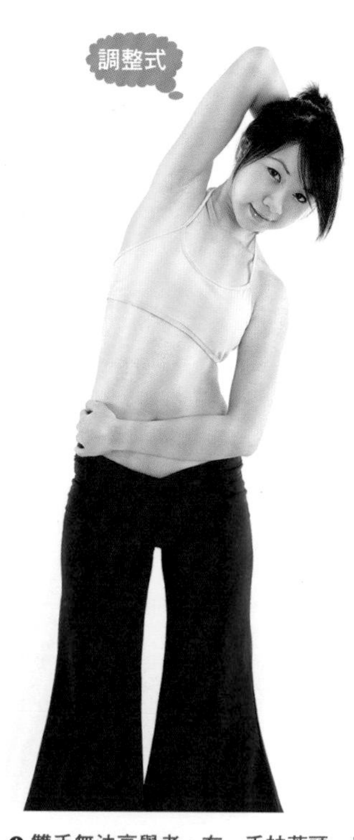

▲ 雙手無法高舉者，有一手扶著頭，另一手反向扶著腰側伸展。

站立體前彎

伸展部位：臀肌、大腿後肌、小腿肌群
注意事項：◎ 前彎時腳跟不可離地。
◎ 身體向前下壓時，膝蓋應先微彎。
◎ 以上體前彎程度到達某點後，膝蓋伸直。
◎ 體重較重者，若不按照原則進行，容易造成腰部受傷。

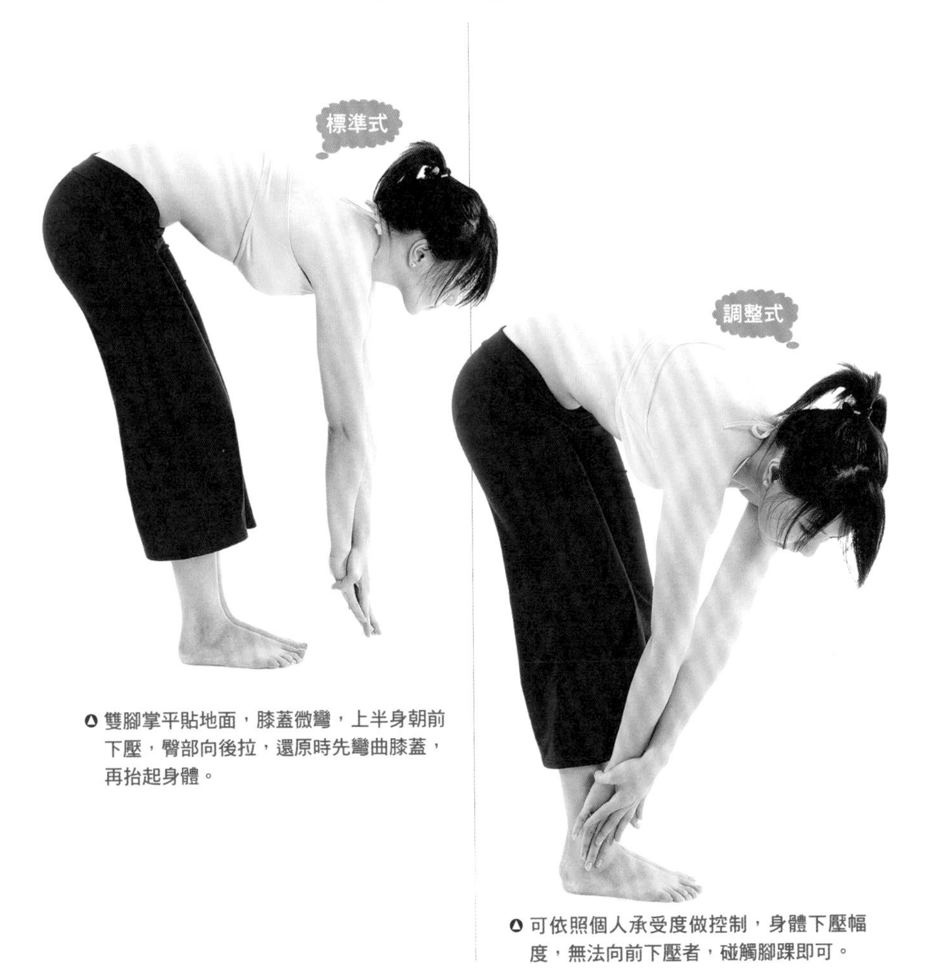

▲ 雙腳掌平貼地面，膝蓋微彎，上半身朝前下壓，臀部向後拉，還原時先彎曲膝蓋，再抬起身體。

▲ 可依照個人承受度做控制，身體下壓幅度，無法向前下壓者，碰觸腳踝即可。

向下屈蹲

伸展部位：臀肌、大腿後肌
注意事項：◎ 腳後跟不可離地。
◎ 上體伸直，不可彎曲。
◎ 下壓時，大腿前肌會有僵硬，後腿應放鬆。
◎ 下壓時，如往下坐椅子的感覺，慢慢動作。

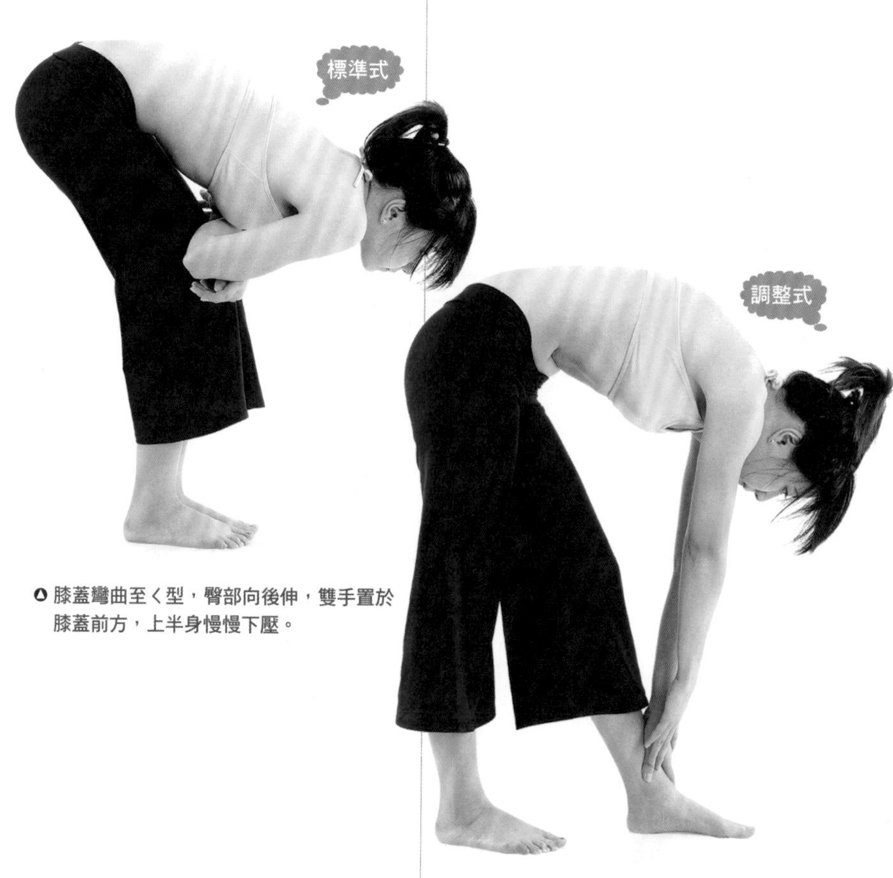

▲ 膝蓋彎曲至く型，臀部向後伸，雙手置於膝蓋前方，上半身慢慢下壓。

▲ 雙腳張開，膝蓋微彎，上半身慢慢下壓至雙手可碰觸腳踝。

坐姿體前彎

伸展部位：臀肌、大腿後肌
注意事項：◎ 兩眼向前直視。
　　　　　◎ 腰部盡量向前伸，臀部維持穩坐地板姿勢。
　　　　　◎ 柔軟度較差者，可借助毛巾動作。

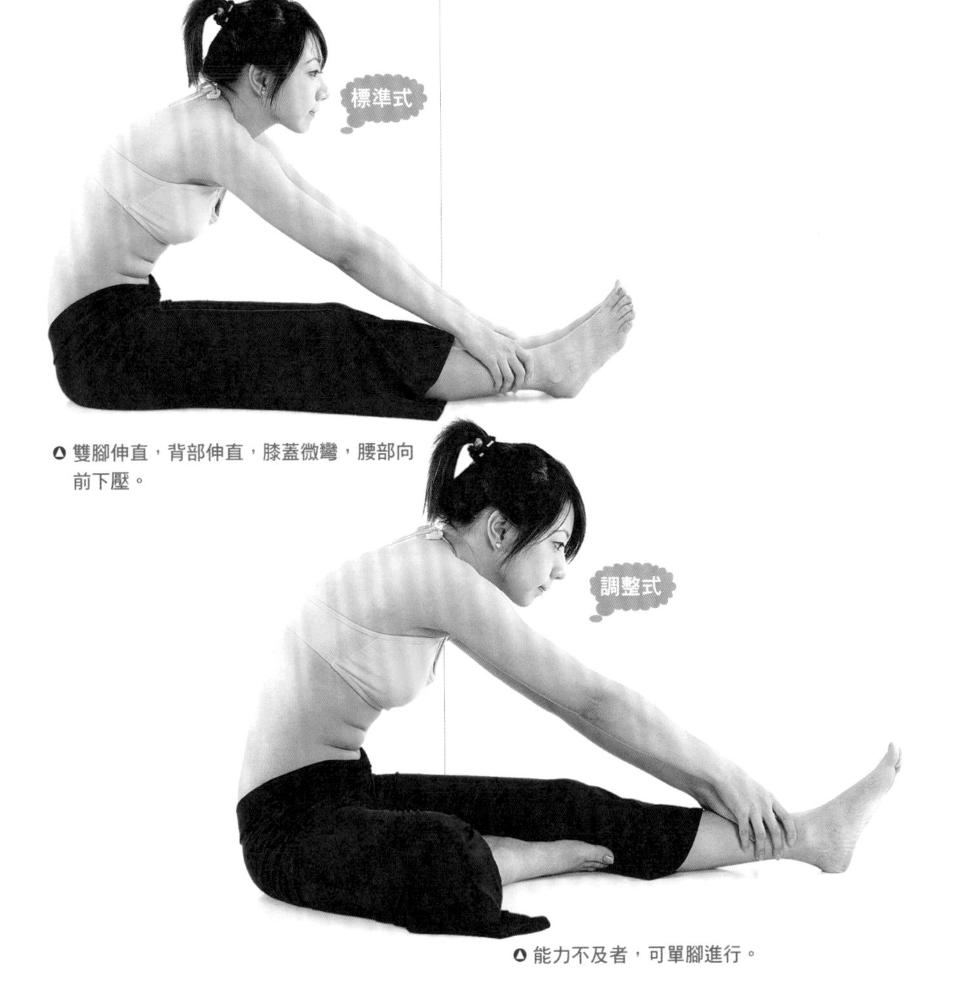

▲ 雙腳伸直，背部伸直，膝蓋微彎，腰部向前下壓。

▲ 能力不及者，可單腳進行。

壓 腿

伸展部位：大腿內收肌群
注意事項：◎ 上體宜放鬆，重心落至腰部。
◎ 上體向前下壓時，宜微向前伸。
◎ 眼睛向前注視。
◎ 呼吸時，慢慢吸氣，用力吐氣。

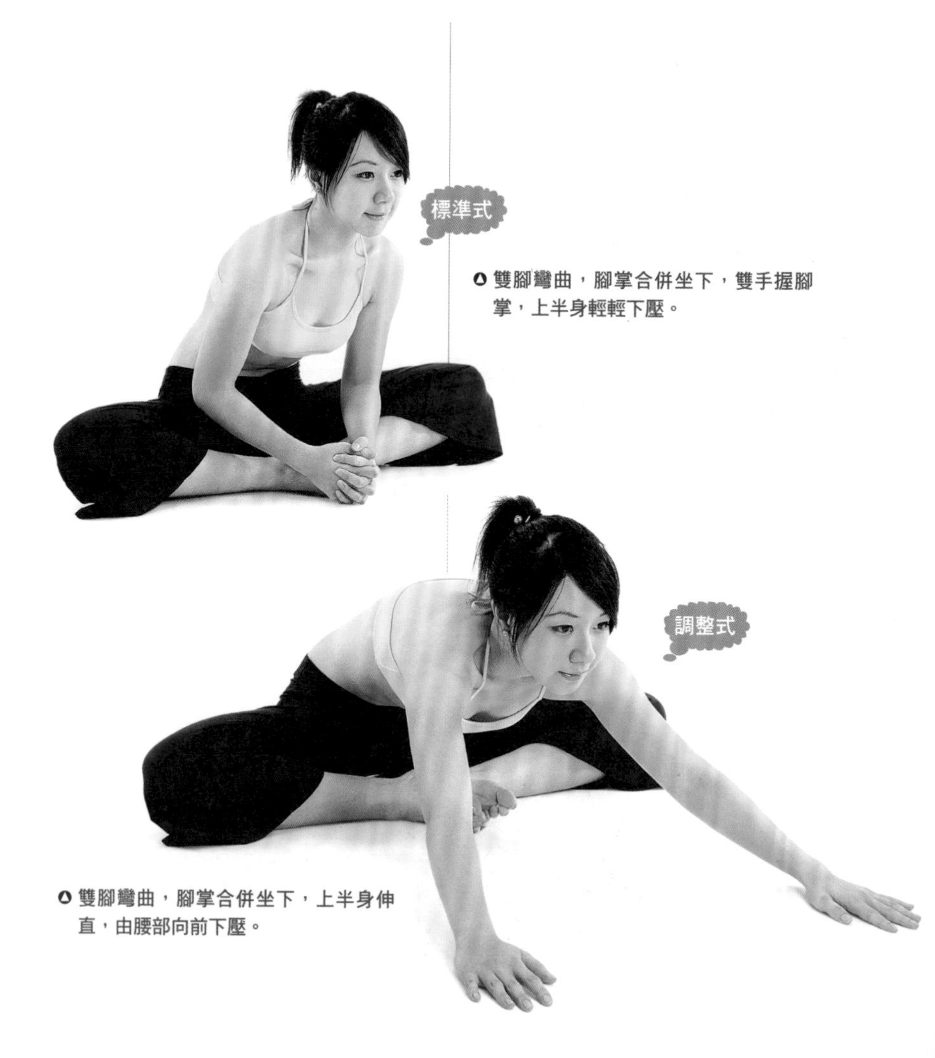

▲ 雙腳彎曲，腳掌合併坐下，雙手握腳掌，上半身輕輕下壓。

▲ 雙腳彎曲，腳掌合併坐下，上半身伸直，由腰部向前下壓。

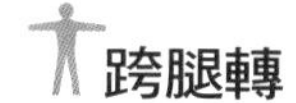

跨腿轉

伸展部位：臀肌、腹斜肌
注意事項：◎ 調整式彎曲腳之腳掌不可離地。
◎ 背部伸直。

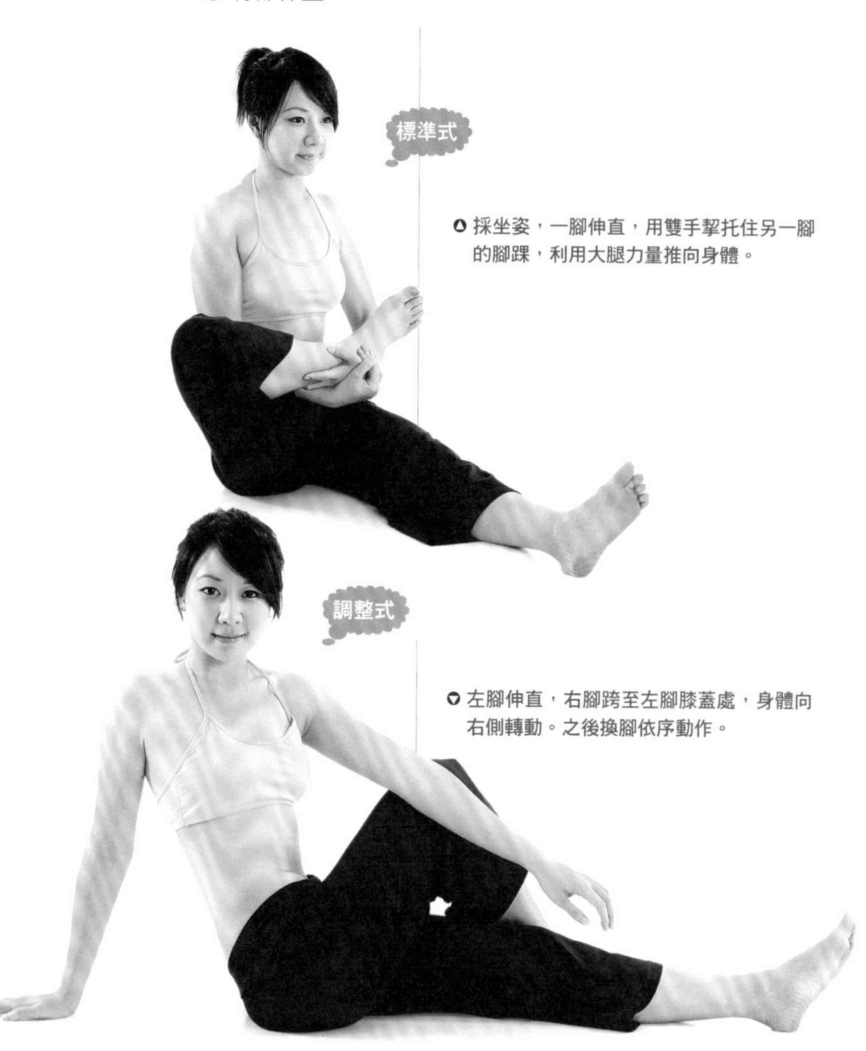

▲ 採坐姿，一腳伸直，用雙手掌托住另一腳的腳踝，利用大腿力量推向身體。

▼ 左腳伸直，右腳跨至左腳膝蓋處，身體向右側轉動。之後換腳依序動作。

屈膝抱腿

伸展部位：臀肌
注意事項：◎ 背及腰部不得彎曲，上半身向上伸直。

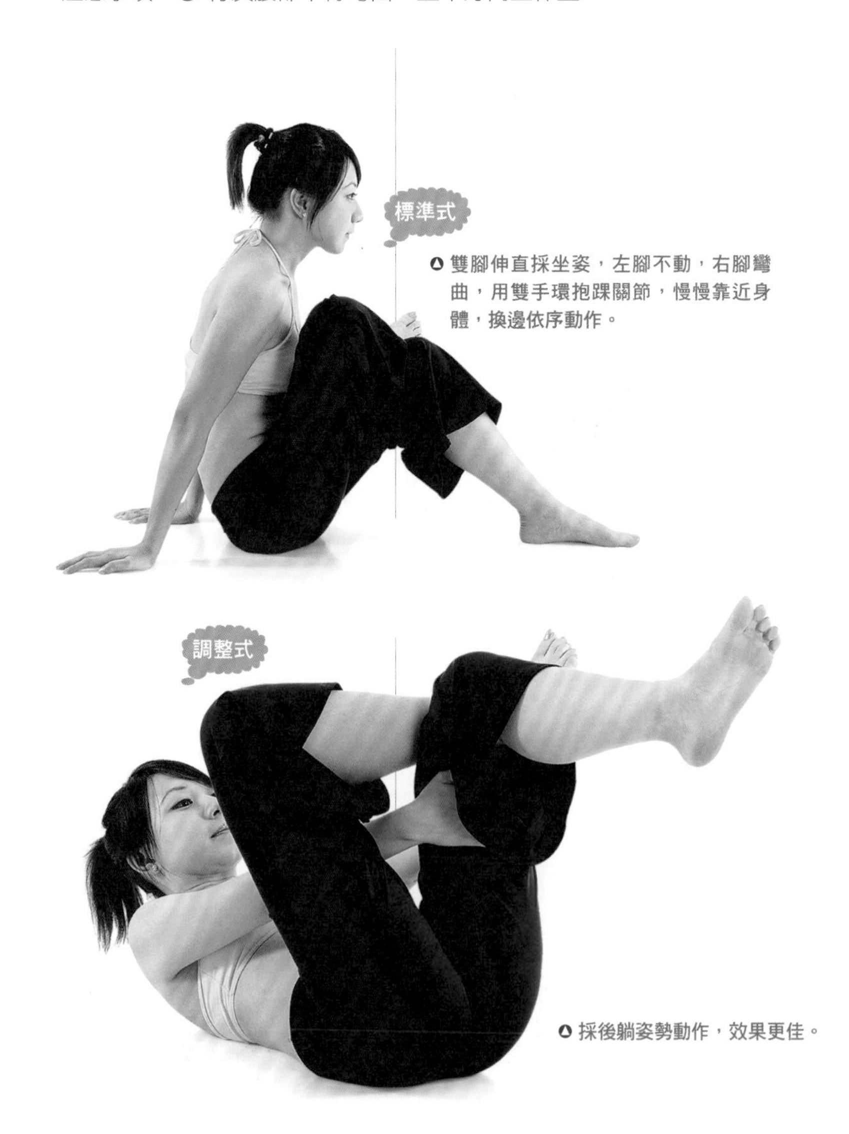

▲ 雙腳伸直採坐姿，左腳不動，右腳彎曲，用雙手環抱踝關節，慢慢靠近身體，換邊依序動作。

▲ 採後躺姿勢動作，效果更佳。

大腿後拉

伸展部位：股四頭肌
注意事項：◎ 腳勿上拉，應向後拉。
◎ 標準式之靠地側的腳應盡量伸直，才不會重心不穩。
◎ 伸展時，下額不能內縮，腰部才不會彎曲。

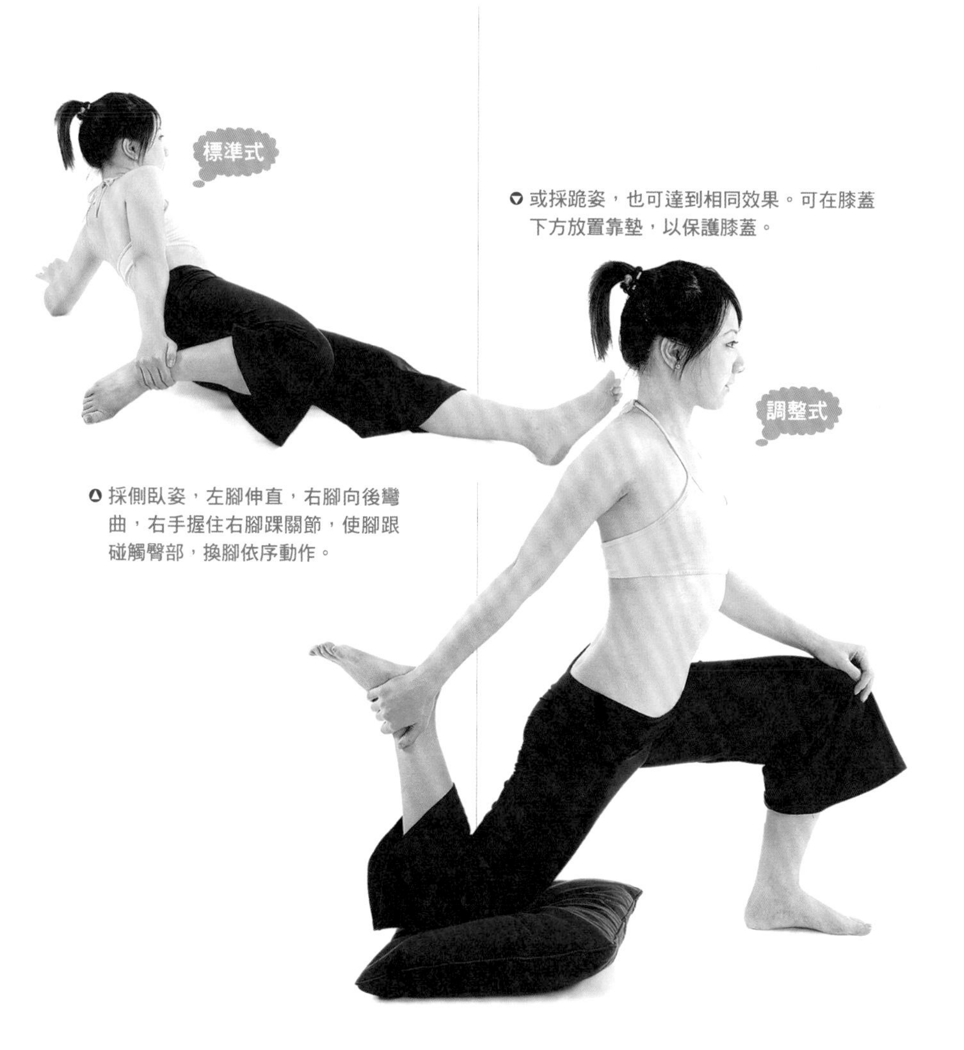

▲ 採側臥姿，左腳伸直，右腳向後彎曲，右手握住右腳踝關節，使腳跟碰觸臀部，換腳依序動作。

▼ 或採跪姿，也可達到相同效果。可在膝蓋下方放置靠墊，以保護膝蓋。

單屈腿體側彎

伸展部位：臀肌、大腿後肌、腓腸肌、比目魚肌、跟腱、豎脊肌、濶背肌

注意事項：◎ 膝蓋不可過度彎曲。
◎ 一腳彎曲時，另一腳膝蓋應穩定於地面。
◎ 剛開始時，不可將手直接摸到腳尖，而是要由腰慢慢傾斜再觸摸。
◎ 絕不可勉強進行，應視個人能力而為。

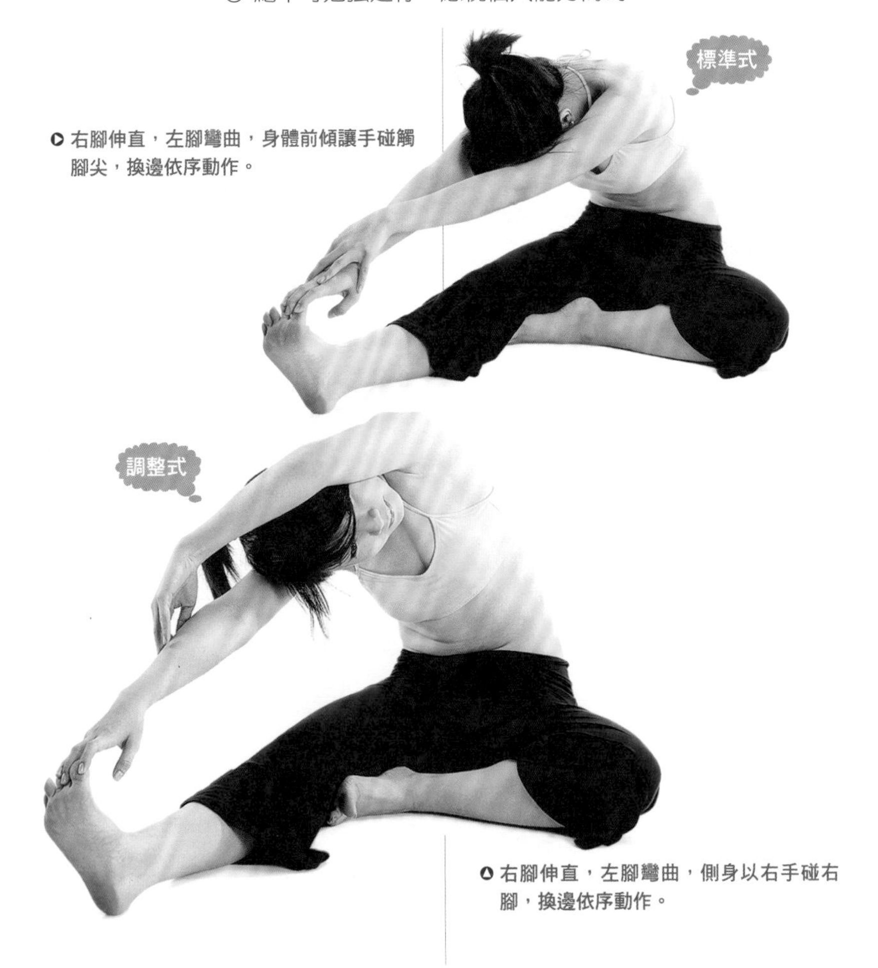

右腳伸直，左腳彎曲，身體前傾讓手碰觸腳尖，換邊依序動作。

右腳伸直，左腳彎曲，側身以右手碰右腳，換邊依序動作。

後躺屈膝

伸展部位：背肌、臀肌、大腿後肌、腓腸肌、比目魚肌、跟腱。
注意事項：如頭部無法接觸膝蓋也沒關係，盡力即可。

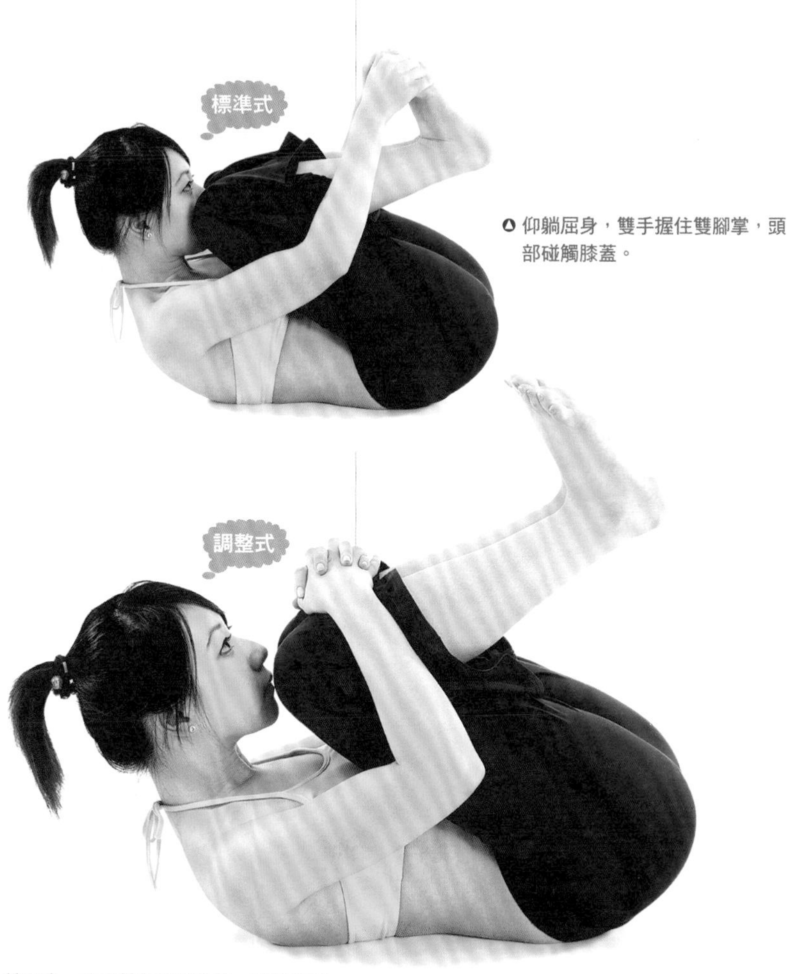

▲仰躺屈身，雙手握住雙腳掌，頭部碰觸膝蓋。

▲仰躺屈身，雙手扶住雙腳膝蓋，頭部碰觸膝蓋。

跪姿伸背

伸展部位：闊背肌、臀肌
注意事項：腰、肩、頭均應下壓。

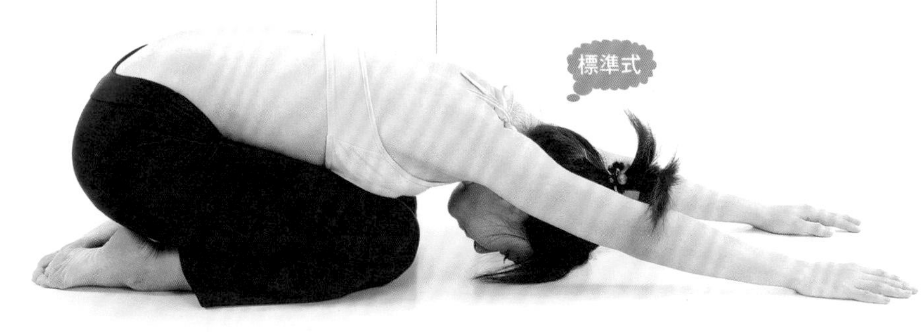

▲ 採跪姿，雙手貼地面向前伸，背部盡量保持直線。

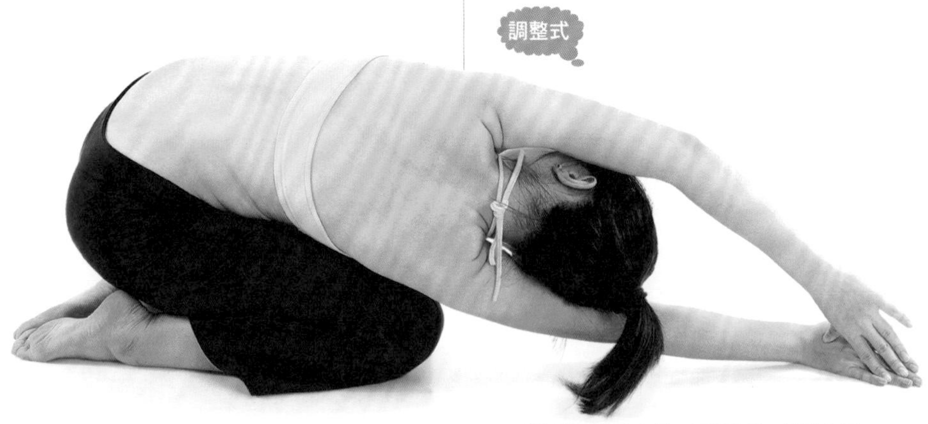

▲ 利用腰、背的力量，側轉身體，以拉緊臀肌及背肌。

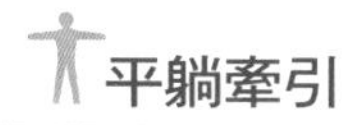

平躺牽引

伸展部位：全身
注意事項：◎ 雙手向上伸展時，手背應接觸地面。
◎ 以體操口令，一秒鐘一間隔，慢慢伸展。

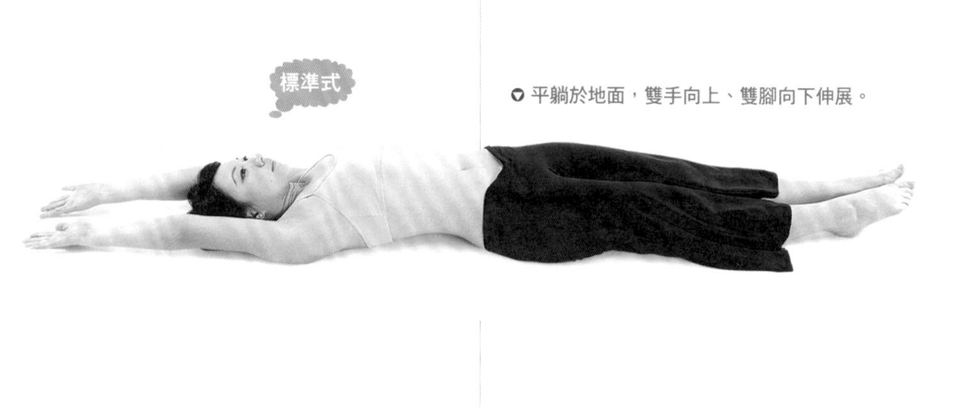

平躺於地面，雙手向上、雙腳向下伸展。

調整式

下半身維持平躺姿勢，上半身向左右側翻。

平躺抱膝

伸展部位：臀肌、大腿後肌
注意事項：此動作視個人能力進行，不可勉強。

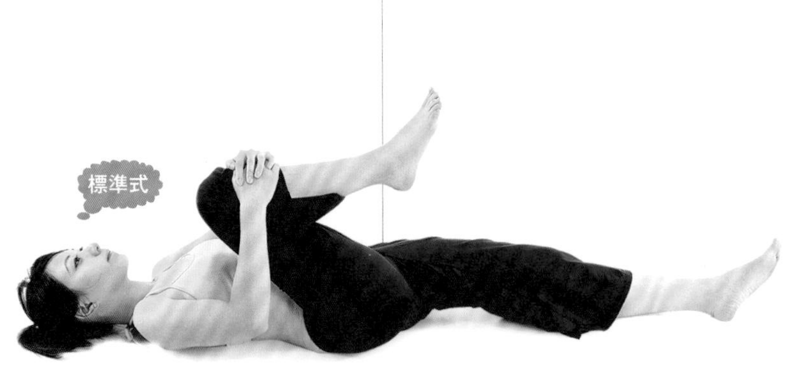

▲ 平躺腳伸直，右腳彎曲，以雙手扶住膝蓋，將大腿壓至胸部。換邊依序動作。

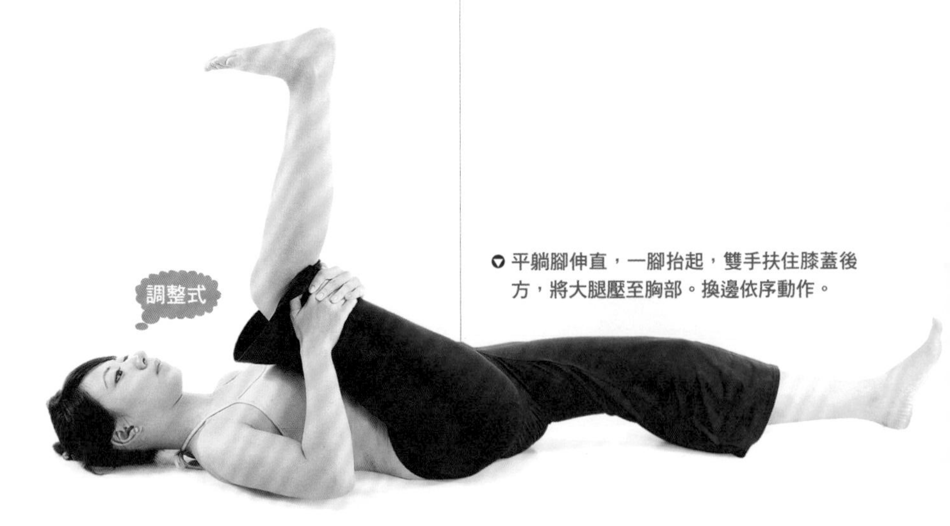

▼ 平躺腳伸直，一腳抬起，雙手扶住膝蓋後方，將大腿壓至胸部。換邊依序動作。

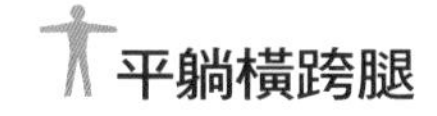

平躺橫跨腿

伸展部位：臀肌
注意事項：◎ 伸直腳之腳跟務必接觸到地面。
◎ 膝蓋彎曲角度愈小愈好。
◎ 雙手及肩膀均應不離開地面。
◎ 以上動作量力而為，不可勉強，呼吸應保持均衡不要過於急促。

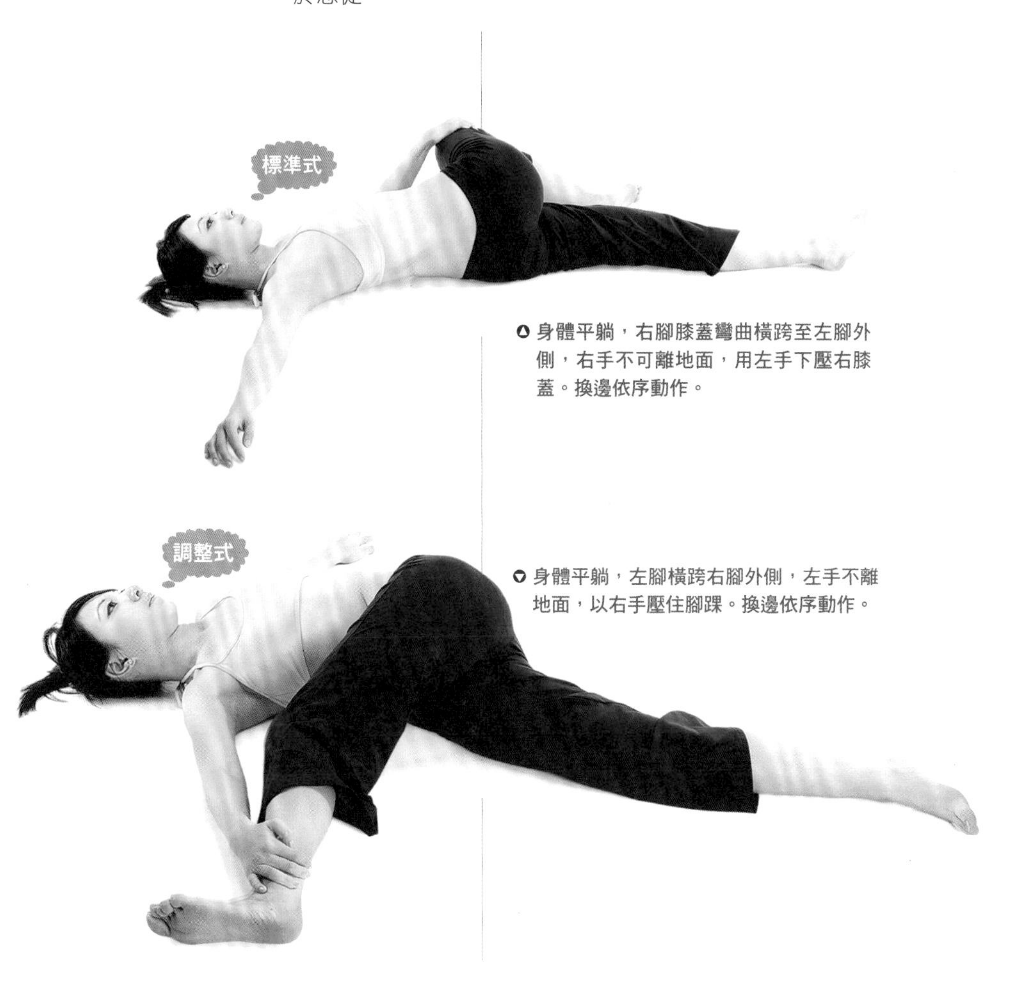

▲身體平躺，右腳膝蓋彎曲橫跨至左腳外側，右手不可離地面，用左手下壓右膝蓋。換邊依序動作。

▼身體平躺，左腳橫跨右腳外側，左手不離地面，以右手壓住腳踝。換邊依序動作。

坐姿開立體前彎

伸展部位：臀肌、大腿後肌、跟腱
注意事項：◎ 雙腳腳尖朝上。
◎ 需由腰部下壓，避免用頭下壓。
◎ 量力而為，不可勉強。
◎ 腰、背部必須打直下壓，臀部不可移動。

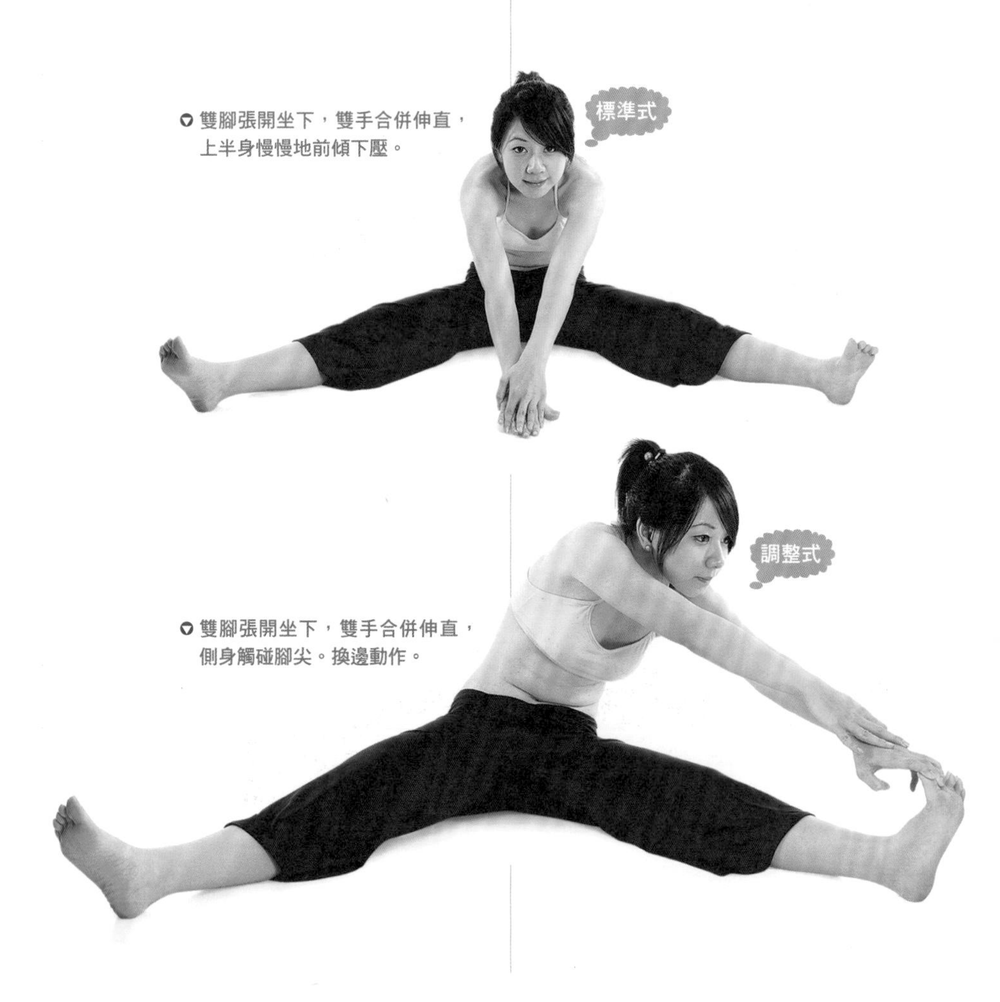

雙腳張開坐下，雙手合併伸直，上半身慢慢地前傾下壓。

雙腳張開坐下，雙手合併伸直，側身觸碰腳尖。換邊動作。

坐姿伸展踝關節

伸展部位：大腿後肌、大腿內收肌群
注意事項：勿硬將髖關節打開，可以將腳跟前移調整幅度。

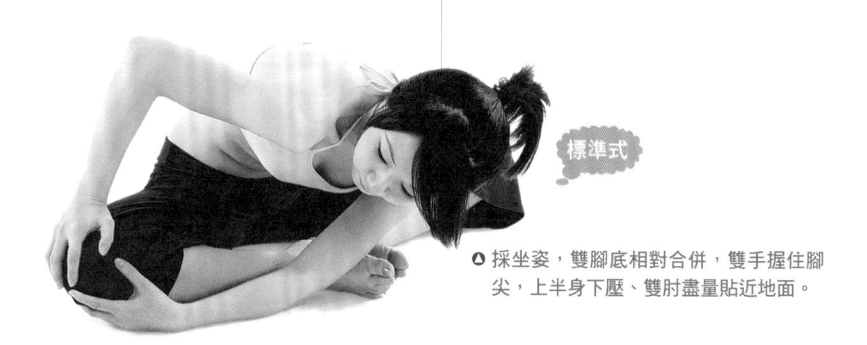

▲ 採坐姿，雙腳底相對合併，雙手握住腳尖，上半身下壓、雙肘盡量貼近地面。

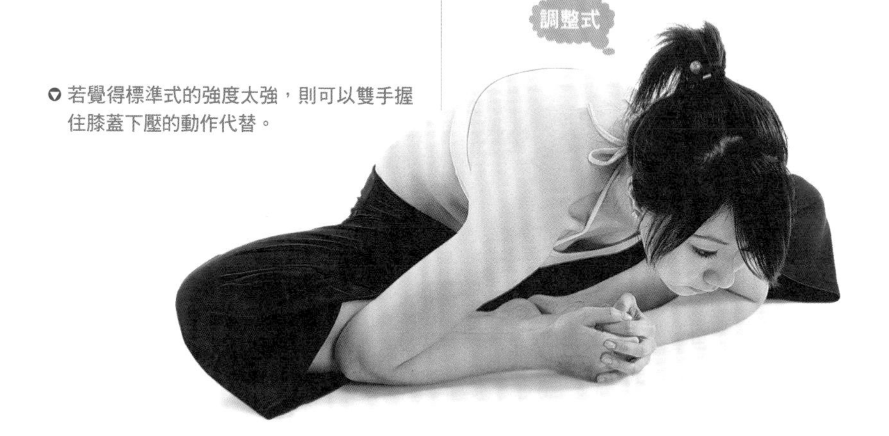

▼ 若覺得標準式的強度太強，則可以雙手握住膝蓋下壓的動作代替。

坐姿踝內翻

伸展部位：踝關節、小腿外側
注意事項：伸直腳之後腳跟不可離開地面。

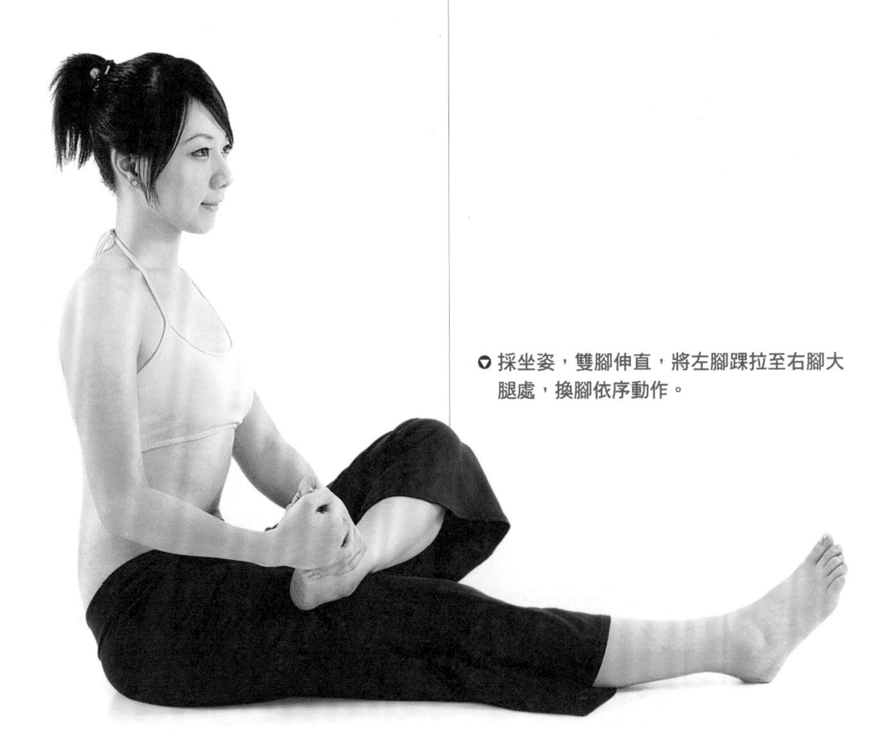

▼ 採坐姿，雙腳伸直，將左腳踝拉至右腳大腿處，換腳依序動作。

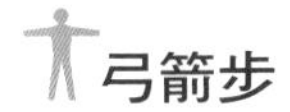

弓箭步

伸展部位：縫匠肌、髖關節、內收肌
汪意事項：◎ 腰部盡量保持直線。
◎ 伸展後腳時，前腳掌不可離地。

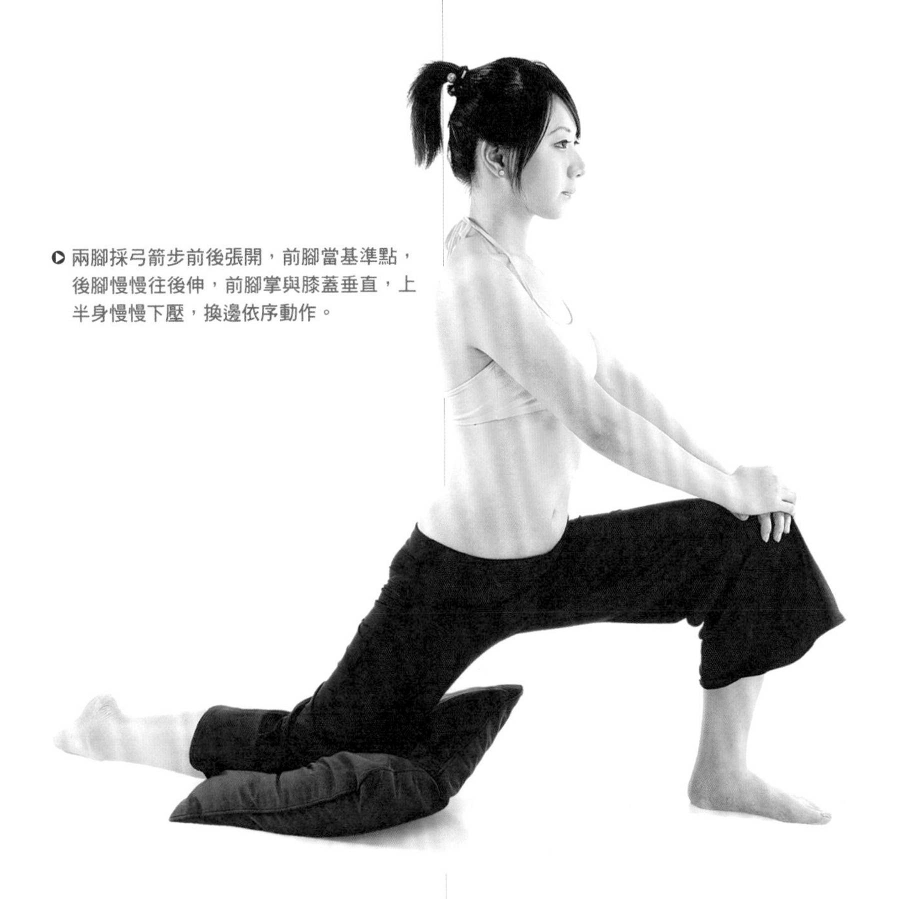

▶ 兩腳採弓箭步前後張開，前腳當基準點，後腳慢慢往後伸，前腳掌與膝蓋垂直，上半身慢慢下壓，換邊依序動作。

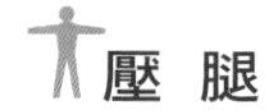

壓 腿

伸展部位：縫匠肌、髖關節、內收肌
注意事項：◎ 彎曲腳之後腳跟不可離地。
◎ 伸直腳尖朝上。
◎ 慢慢做，動作不得太快或晃動。
◎ 注意呼吸節奏，依本身能力進行。

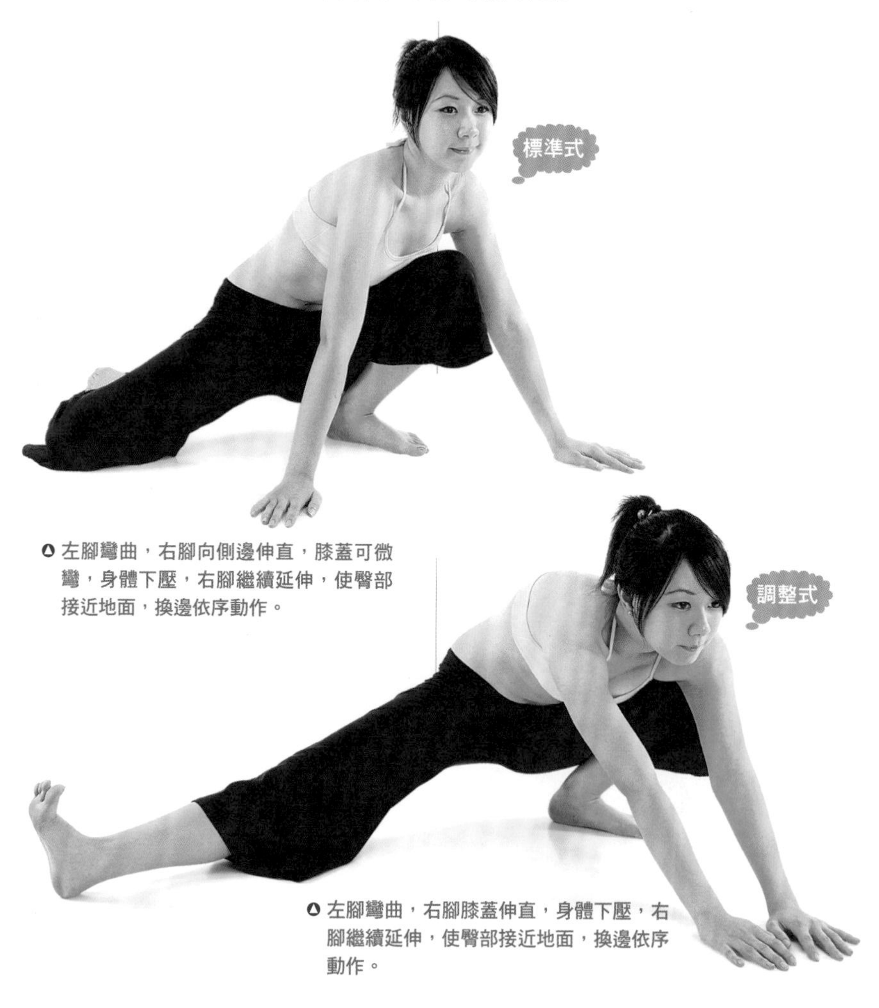

▲ 左腳彎曲，右腳向側邊伸直，膝蓋可微彎，身體下壓，右腳繼續延伸，使臀部接近地面，換邊依序動作。

▲ 左腳彎曲，右腳膝蓋伸直，身體下壓，右腳繼續延伸，使臀部接近地面，換邊依序動作。

雙手交叉向上伸展

伸展部位：尺橈側伸肌、肱三頭肌、腹肌
注意事項：◎ 雙腳腳跟不可離地。
◎ 慢慢伸展、慢慢呼吸，不要過於勉強。

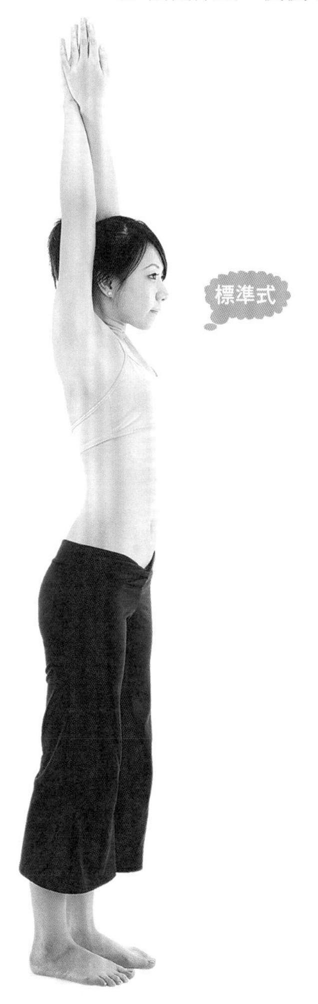

雙手向上舉，雙掌伸直交叉，手腕相碰合併，繼續向上延伸。

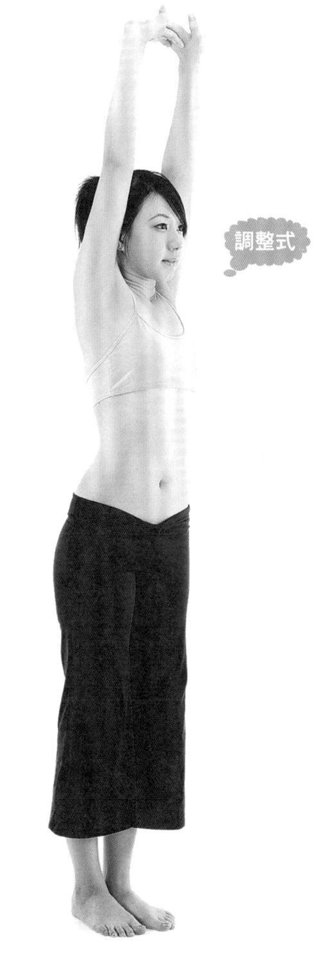

雙手伸直向上舉，雙手手指交叉後外翻，朝上延伸。

傷後保健

運動就是一種最好的健康保養！現在民眾越來越能接受運動養生的健康觀念，大家對於正確的運動觀念也有越來越注重的趨勢，不過一般人對於受傷後的處理和急救方法缺乏正確的觀念，其中又以「熱療法」和「冷療法」的混淆最為嚴重。

熱療法

可增加膠原組織與肌纖維的延展性。加強患部的血液循環，可減少疼痛、肌肉痙攣、關節僵硬等問題。熱療法包括熱敷、熱水浴、超音波。

◎ 熱敷十五到二十分鐘，可使肌肉約一公分處增加2℃；一旦熱敷超過二十分鐘，則不會再使肌肉增溫，不過還是可放鬆肌肉，但必須小心以預防燙傷。

◎ 熱水浴可放鬆肌群，但對深部的關節、韌帶、肌腱沒有實際治療效果。

◎ 使用超音波作用於組織交界面，可消除深部血塊和腫脹，妥善使用優於熱敷，但有出血與骨折情況切勿使用。

◎ 冷熱療法是以溫水（38～43℃）四分鐘、冷水（13～16℃）一分鐘，反覆四到五次，最後以冷敷緩衝。受傷後不宜太早實施冷熱療法。

冷療法

軟組織受傷後，二十四至七十二小時內，冷療優於熱療。冷療法包括冰袋、冰浴、冰毛巾、冰按摩、冷噴劑、化學藥膏。會產生的生理反應有血管收縮、出血量降低、細胞代謝減緩、減少腫脹、防止發炎、降低疼痛。

◎ 如果是輕傷，在二十四小時內需使用冷處理。

◎ 急性發炎反應的出血，則需要一至三天的冷療時段。

◎ 適用病症有肌腱炎、網球肘、跟腱炎、淺層肌肉拉傷、肌膜炎、韌帶扭傷。

◎ 冰敷至患部發麻即可。

◎ 有心臟血管疾病、周邊血管障礙、局部失去知覺、骨折移位等情況時，禁止使用冷療法。

健康小常識

運動傷害後常會發生的反應

一、腫脹

1、與傷害嚴重性、血管通透性、組織缺氧與否、化學物質釋放成比例。

2、腫脹的控制是治療關鍵，也是影響復原速度。

二、疼痛

1、起因與組織發炎、骨骼肌不隨意收縮有關。

2、治療的重點在於神經肌肉控制。

三、肌肉萎縮

1、因腫脹、疼痛而致使肌肉無法正常的活動，最後會導致肌肉萎縮，甚至關節僵硬等問題。

2、利用冷熱療法可降低疼痛、儘早活動、防止肌肉萎縮。

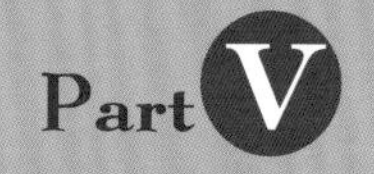

健康運動面面觀

談到「正確的運動觀念」之前，必須先了解「健康」的觀念，隨著個人生活品質改善，早年人們偏重於不生病或延年益壽的「生理健康」認知，漸漸地延伸到公共衛生、預防醫學與群體健康等的「心理健康」層面。與此同時，現代人也開始懂得增強「體適能」，以正確地預防運動傷害，並促進生理及心理健康。這些逐漸形成的完整「運動醫學」已不再是競技場上運動員的專利，也是許多人在追求「健康地運動」時應該全面性了解的基本常識。

近年來除了運動員和運動醫學界之外，坊間也開始逐漸興起「健康促進」的熱潮，所謂「健康促進」的目的，在於幫助現代人藉由改變自身的生活型態來達到更好的健康境界之科學，至於「健康境界」的最高標準，是指每個人在「身體結構」、「情緒控制」、「團體社會」、「精神層面」及「心智健康」等各方面都達到最佳平衡，同時這也才符合現代「健康」的定義與標準。

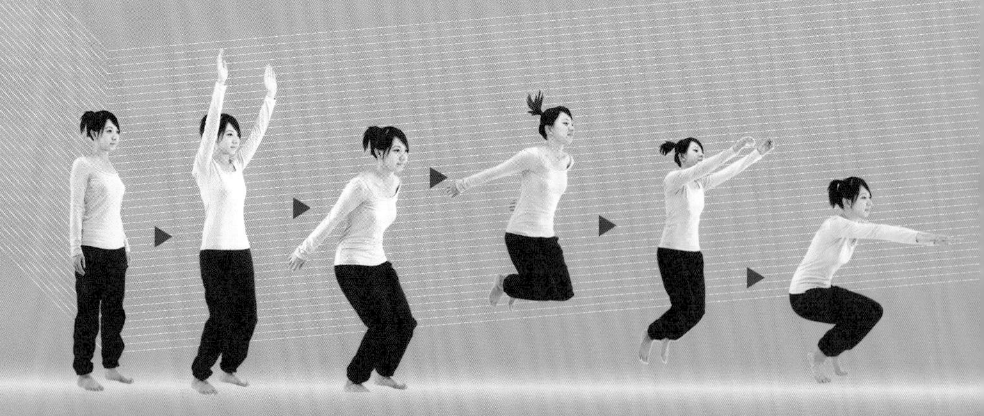

運動科學

專業運動員為了在運動的過程中得到最佳表現，所以必須以運動科學規劃出縝密的訓練計畫，才能達到預期或甚至更好的成果。但是對一般人來說，或許不必以這麼嚴肅的態度看待日常的運動，但如果能夠運用相同的概念，相信不僅可以達到預期的運動成效，更能夠減少不必要的運動傷害。

所謂「運動科學」，其實考量各層面因素後，為運動員擬定適當的訓練計畫，其中包括了「運動心理學」、「運動生理學」、「運動營養學」、「運動生物力學」、「運動醫學」以及「技巧訓練」。其相對關係如下圖：

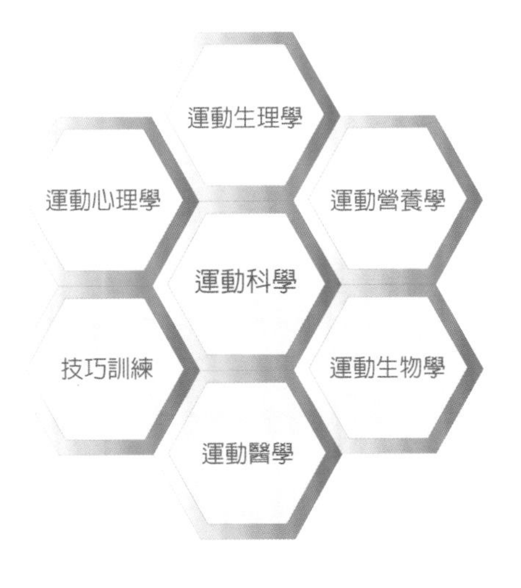

運動科學相對關係圖

運動心理學

為研究體育運動者之「心理規律活動」的科學，是心理學的一個分支，屬於應用心理學範疇。具體的任務有：

◎ 探討和闡述運動員在運動過程中心理的規律，如感覺、知覺、表象、思維、記憶、注意、意志及情感等，以及這些特點在體育運動中的作用。

◎ 研究運動員的個性心理特徵。

◎ 研究體育運動教學訓練過程和運動競賽中的心理學問題，如運動技能形成的心理特點、賽前的心理狀態、運動員的心理訓練等問題。

1965年，國際運動心理學學會成立，進一步推動了運動心理學的研究。在體育科學日益發展的形勢下與現今國際運動體能的教學與認知上，趨向將運動心理學和體育心理學分為兩門學科，同時也出現了一些新的學科分支。

運動生理學

運動生理學是研究人體在運動時，有關變化、反應與長期運動訓練所產生適應現象的科學，主要的應用價值在於運動訓練，並協助維持運動者的健康。運動生理學研究的內容包括：

◎ 認識一般人體的生理。

◎ 運動時的生理反應。

◎ 長期訓練後的生理反應。

◎ 評價與分析體能。

◎ 擬定體能訓練處方。

◎ 運動者潛能。

◎ 特殊環境下運動的生理反應與對策。

◎ 運動者健康的維護。

運動營養學

探討各種不同營養素與健康、運動之間的關係，針對各種不同類型的運動者，如不同年齡層、性別、運動項目、疾病者、體質異常者，尋求合宜的飲食建議或處方，以維持或提升其健康狀態與運動表現。包括運動時應：

◎ 隨時注意水分補充，運動前一小時內不宜進食，多飲白開水，因為當身體喪失1%以上的水分時，就會比較快覺得疲勞，而影響運動的表現。長時間運動者，飲用含醣類的飲料有助於增加運動耐力，但運動前三十分鐘內如果飲用含葡萄糖，反而容易刺激胰島素分泌而降低運動表現。

◎ 注意特殊營養需求的差異，如有生理期的女性應適時補充鐵質，只要正常攝食的質和量足夠，並不需要攝取額外的維生素或其他增進機能的補充劑。

◎ 應注意運動能量來源，如醣和澱粉類所屬的碳水化合物，是持久性有氧運動需要的能量來源，能快速、直接地供應運動所需的能量。脂肪代謝也是有氧運動的能量來源，但必須持續運動二十到三十分鐘以後，才能利用到脂肪所供應的能量。

運動生物力學

這部分涉及了「解剖學」、「物理學」、「普通物理力學」及

「電腦科學」，是利用力學的理論方法研究生物系統運動的一門科學。在運動科學研究中，運動生物力學的研究起步較晚，卻是發展極迅速的一門學科，其研究範籌相當廣泛且深入，具體的研究方向包括人體測量學（人體肢段參數的建立）、生物力學模型的建立、運動學和動力學計算分析軟體的研發、運動技術的分析診斷、運動器材的研究與設計、人體運動的電腦模型、運動傷害的機制研究、動作行為研究等。

研究的對象主要是人體運動，研究方法可分為「測量方法」和「分析方法」兩部分，包括「運動學測量與分析」、「動力學測量與分析」、「人體測量與分析」以及「肌電圖的測量與分析（EMG measurement and analysis）」。運動測量的指標，包括肢體的位置、速度、加速度，並把「動力學測量的參數」界定在引起人體運動的外力。此外，人體測量是用來測量人體肢段的長度、圍度及慣性參數（如質量、轉動慣量），肌電圖測量，而實際上是測量肌肉收縮的神經支配特性。

運動醫學

運動醫學是「醫學」與「體育運動」的結合，並應用於臨床多種學科的應用醫學學科，主要研究與體育運動有關的醫學問題，包括參加運動訓練及缺乏運動對健康和病人身體的影響、防治運動傷病、運動在疾病防治和康復中的作用等，以促進生長發育、增強體質、提高運動能力和技術水準。同時也研究運動、訓練、體育和缺乏運動對健康和病人身體機能的影響，其成果用於傷病防治、治療和康復。

技巧訓練

在任何運動中，最基礎的訓練是提升力量（即肌力），進而強化柔軟度與肌耐力的體能，接著是提高本體感受的反射技能，最後才是運動技巧的訓練。各項關係如下圖：

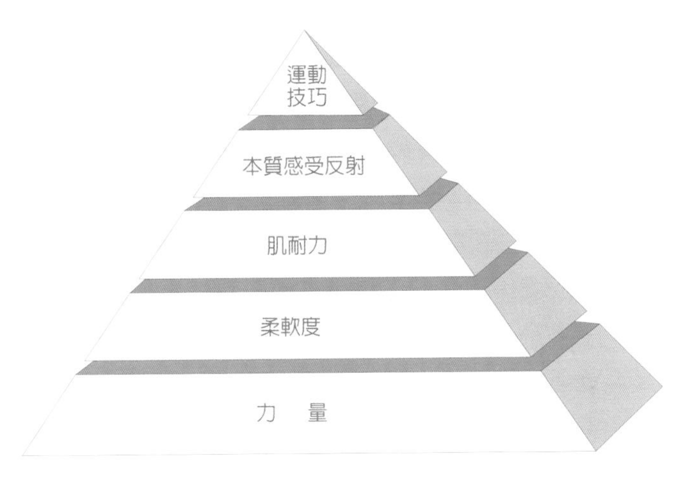

技巧訓練相對關係圖

規律活動與健康

我國行政院衛生署所推動的「國民保健六年計畫」，除了增進一般民眾對健康體適能的認知，同時預計將規律運動人口的比率從25%，提高到約40%的程度。此外和台灣僅有25%有規律運動的民眾相比較，韓國約有38%、日本有60%、美國也有67%、法國更是高達75%上下。由以上數據顯現，國人自行運動觀念仍不普及，身體的狀況也逐漸亮起紅燈，我國大專學生體適能更是比不過美國、日本、新加坡、大陸。

這樣的結果，令人不禁懷疑，我國民眾及大學生的健康何在？每年政府都要支付出龐大的健保醫療經費，但似乎沒有有效提升國家整體的競爭力。所以，如何透過宣導活動或體育教育來養成規律運動習慣與健康的生活方式，是一個迫不及待的重要課題。身體活動、體適能與健康疾病三者之間有密切的關係，彼此互相影響，因此要提升體適能，就需要從事規律、適度的身體活動或運動，而良好的體適能更能預防各種疾病並促進健康。

接著來看看，規律的身體活動與健康疾病有哪些互為因果的關係：

◎ 死亡率：身體高度的活動量可降低死亡率。

◎ 心血管疾病：養成規律的身體活動或運動，可促進心肺功能，同時減低心血管疾病的危險機率。

◎ 癌症：養成規律的身體活動或運動，可減少造成結腸癌的危險因素。

◎ 糖尿病：養成規律的身體活動或運動，能降低非胰島素依賴型糖尿病的產生機率。

◎ 骨骼關節炎：想要維持正常肌力，以便支持關節結構發揮正常功能，必須養成規律的運動習慣。

◎ 骨質疏鬆症：利用身體的負重活動是維持骨骼成長，也是維持骨質功能所必須的運動方式。

◎ 跌倒：肌力訓練或其他運動訓練，可幫助老年人具維持獨立自主的生活能力，並可降低跌倒的危險因子。

◎ 肥胖：缺乏身體活動會導致能量消耗過低，也是引起高肥胖率的主因之一。

◎ 心理健康：養成規律的運動可減低情緒沮喪或焦慮，並可以有效改善不良的情緒狀態。

◎ 生活品質：對於健康狀況較不好的人，如果能養成規律的身體活動，可以提升心理的舒適與生理功能，進而改善生活品質。

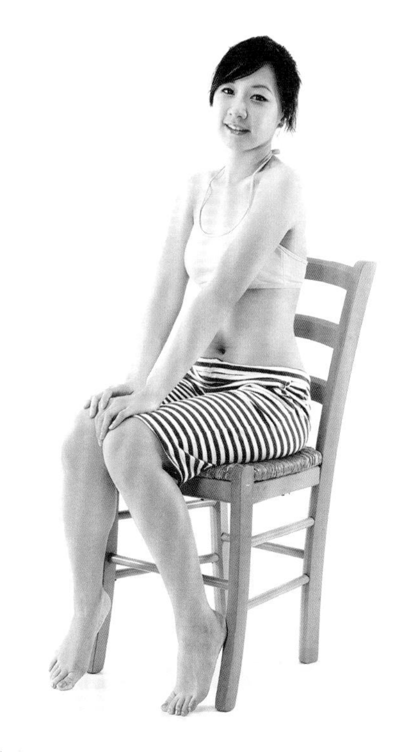

體適能

由於國人對於健康的需求、政府單位積極地籌劃推廣、以及體育從業人員的努力，近年來國內運動人口有顯著增加的趨勢，而且一般民眾也更重視自我體適能水平的提升。再者，因為隨著體適能活動增多，「體適能」一詞似乎越來越耳熟能詳。盡管如此，根據許多科學的調查和臨床實際的研究報告看來，在台灣，全民運動的推廣及體適能水平的提升仍有很大的改善空間。

體適能的提升除了可以改善生活品質，也可提高免疫力與抵禦疾病的侵襲。可是，到底「體適能」真正的內涵是什麼呢？概括而言，體適能是身體適應環境的能力，包括心臟、血管、肺臟及肌肉效率運作等，都能發揮其應有機能，使身體具有勝任日常生活、工作、享受休閒娛樂活動，及應付突發緊急狀況的能力。體適能可分為「健康體適能」及「競技體適能」兩類。

健康體能的定義

依照行政院體育委員會所下的定義，可以具體化地了解體適能的正確解釋：「體適能，係指身體具備某種程度的能力，足以安全而有效地應付日常生活中身體所承受的衝擊和負荷，免於過度疲勞，並有體力享受休閒及娛樂活動的能力。」

個人體適能優劣與生活品質息息相關，就內容來看體適能有「心肺適能」、「肌肉適能」、「柔軟度」、「身體組成」四要素。

心肺耐力或心肺功能

這是體適能要素中最重要的一項，心肺適能代表的是身體整體氧氣供輸系統能力的優劣，但具體而言，其所涉及的範圍包括肺功能、心臟以及血管循環系統的機能。根據近代許多醫學研究證實，長時間從事有氧運動的訓練，可有效提升心肺適能。

心肺適能的重要性包括：

◎ 增強心肌：心肺和骨骼肌類似，均屬橫紋肌，經由運動的刺激，可以變得較強且有力。擁有良好心肺適能的人，其心臟的尺寸和收縮力量會增大，心臟輸血能力增強後，每分鐘心跳次數會減少。

◎ 改善血管系統：血管系統的功能是讓由心臟所推送出來的血，沿動脈、微血管至各部組織，再由組織匯回靜脈，流返心臟的流程順暢。一旦血管口徑變窄或血管壁逐漸硬化而失去彈性，這些現象都會威脅健康，容易產生高血壓、腦中風、心臟病等慢性病。因此良好的心肺適能有賴良好的血管彈性及通暢無阻的血管口徑，如此一來，微血管在組織中的生長分佈較密，則有利於血液及氧氣供應。

◎ 強化呼吸系統：心肺適能良好的人，肺呼吸量也會增大，而肺泡與微血管間進行氣體的交換效率也會提高。

◎ 改善血液成分：提高心肺適能之後，血液中的血紅素含量會增多，益於血液中氧的輸送，進而增加血中高密度脂蛋白與低密度脂蛋白之比值，可減少心臟病的罹患率。

◎ 有氧能量的供應較為充裕：日常生活中，人體需要仰賴有氧能量系統供應能源，從事輕微時間長的身體活動，因此有氧能量系統的運作與心肺適能也有密切關係。心肺適能好，便有利於身體從事長時間的活動，也比較不會有疲勞提早出現的情形。

◎ 減少心血管循環系統疾病：改善心肺適能，同時也能改善心臟、血管以及血液成分，有助於減緩心血管循環系統機能退化性疾病的威脅。按臨床經驗指出，即使發生此類疾病，心肺適能較好的人，其存活率較高，相對的其復健情形也會比較好。

心肺適能的訓練效果須視每次訓練課程的運動強度、頻率及持續時間而定，建議應採用大肌肉群的有氧性運動型態為主。

肌力及肌耐力

「肌肉適能」是體適能的基本要素之一，包含肌力與肌耐力兩部分。所謂「肌力」指的是某一部位肌肉或肌群一次能發揮的最大力量；「肌耐力」則是某一部位肌肉或肌群在從事反覆收縮動作時的一種持久能力，或是指肌肉維持某一固定用力狀態持久的時間。

肌肉適能的重要性在於適當的肌力使肌肉結實有張力，避免肌肉萎縮或鬆弛，因此健康的的肌肉有助維持身材勻稱。肌力的運動可以阻止肌肉流失，使肌肉在應付同樣負荷時較為省力且耐久。

擁有好的肌肉適能，能夠讓肌肉與關節等部位獲得適當的保護，並具有減緩受傷的防護功效。對運動員來說，肌肉適能是避免運動傷害的重要因素。由此可知，好的肌肉適能是維持正確身體姿勢的基本條件。

此外，從許多臨床經驗發現，腹部和背部的肌肉適能不佳，往往是造成下背痛的主要原因之一，尤其是腹部肌力、肌耐力不好的人，骨盤就無法被懸吊在正常的位置，甚至會造成前傾的情形，使下背部位的腰椎過度前彎壓迫脊神經，進而產生疼痛。

總之，無論是運動員或是一般民眾，都必須具備好的肌肉適能，除了有助於提升身體運動能力，在日常生活中的身體動作也需要倚賴良好的肌力或肌耐力，始得以勝任愉快。

柔軟度

柔軟度指的是人體關節可活動的最大範圍，影響柔軟度的除了關節本身外，尚有肌肉、肌腱、韌帶及軟骨組織等延展能力。柔軟度能增加運動時的效率與協調性，減少運動傷害發生。

柔軟性的重要性主要是避免關節僵硬及肌肉縮短，使身體的活動更靈活、肌肉活動效率更高，可減少肌肉緊張所帶來的提早疲勞與疼痛。

柔軟度好的人，表示軀幹或肢體的彎曲、伸展、扭轉等任意方向的動作皆能輕鬆自如地運轉，而且肌肉關節較不易因用力而受傷，因為肌肉的延展性較佳，所以比較不會容易拉傷，且在用力較猛的運動狀況下，因關節活動的範圍大，能減低扭傷的危險性。相反的，柔軟性不佳往往是造成骨科毛病的原因之一，如下背痛，因此治療下背不適的症狀時，醫師經常建議病人使用伸展運動來改善關節柔軟性。

身體組成

體型＆體重→身體脂肪百分比→脂肪儲藏率與分佈

這部分指的是身體內的脂肪百分比。一般而言，體內脂肪分為兩類：

◎ 必要性脂肪，如骨髓、內臟、肌肉及中樞神經系統等周邊脂肪，有助於正常機能之運轉，因此如果缺乏此類脂肪，可能會影響身體生理機能的運轉。

◎ 貯存性脂肪，大多堆積在皮下，是人體肥胖的主兇，嚴重時甚至會引起心血管疾病等慢性病，如高血壓、糖尿病、高血脂症及其他文明病。因此維持標準的體脂肪百分比，除了控制飲食，尚需配合規律的運動，才能有效地管理體重及擁有良好的體型。

如果從肥胖者與非肥胖者的飲食來比較，結果會發現，兩者在飲食方面並沒有明顯的差異，但是兩者的身體活動情形卻有顯著差別。研究報告顯示，肥胖者因身體活動所消耗的能量比非肥胖者少很多，這使得許多專家在探討肥胖的形成原因時，甚至明確地指出，「缺乏身體活動」比「飲食過量」影響還大。

運動體能的定義

指身體從事和運動有關的體能，包含要素有敏捷性、協調性、反應時間、速度、瞬發力、平衡性。具備這六項能力的人，除了會有較好的運動表現外，能較有效率地執行日常活動，當然也就更能享受運動遊戲及比賽的樂趣。

◎ 敏捷性：指身體快速改變身體位置和方向的能力和效率。對於需要急停、閃避如籃球、足球等運動極為重要。

◎ 協調性：指身體統合神經肌肉系統以產生正確、和諧和優雅的活動能力。對田徑、體操、籃球、排球、足球等運動都很重要。

◎ 反應時間：指身體對刺激的反應能力。快速的反應能力對田徑起跑、游泳入水、接籃板球及網球截擊等動作極為重要。

◎ 速度：指身體在最短時間內移動的快慢能力。速度是各項運動員必備的基本條件之一。

◎ 瞬發力：指身體在最短的時間內產生力的能力，其中包含速度和力量兩個因素，是很多運動項目，如排球、跳高、跳遠等所必備的能力。

◎ 平衡性：指身體維持平衡的能力。平衡能力對於體操、跳水、滑雪、溜冰等運動的表現極為重要。

健康小常識

健康體能 VS 運動體能

	目標	對象	要求	維持時間	訓練重點	訓練過程
健康體能	促進健康，預防疾病	一般大眾	適度的訓練質量	終身	心肺功能、肌肉適能、柔軟度及體重控制	可享受運動過程（no sweat, no gain）
運動體能	破紀錄，追求巔峰體能	運動選手	嚴格激烈的訓練質量	暫時	除健康適能外，亦重視速度及協調性等訓練	訓練過程激烈辛苦（no pain, no gain）

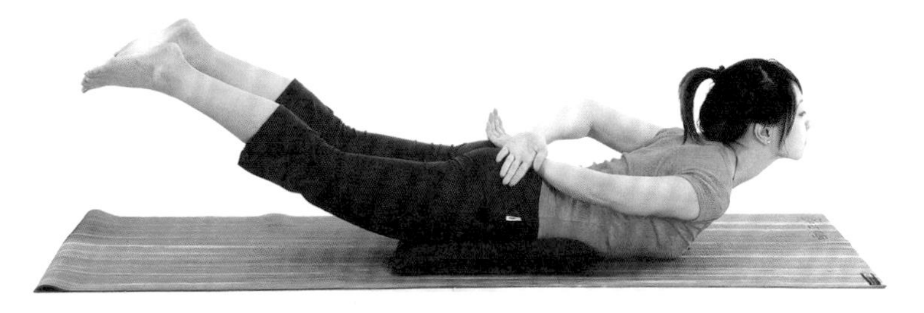

體適能測量

心肺耐力——修正式三分鐘「登階測驗」

預備一個35公分左右高的木箱、水泥台階或堅實的桌椅、每分鐘96次之節拍器（或事先錄好的錄音帶來代替）、碼錶（或可計時的手錶）。

測驗前，先測量脈博接受測量者的心跳率如果超過每分鐘100次，請受試者先坐下休息，等心跳平穩之後再測。

首先，聽到「開始」口令，節拍器打在「1」的時候，受測者（上半身宜盡量挺直）先以左（或右）腳登上階；接著，節拍「2」時，另外一腳隨後登上，此時受測者雙腿應伸直站在木箱或台階上。節拍「3」時左（或右）腳由台階下（也就是說，先踏上之腳也必須先下），接著另外一腳也下來至地面。測驗中，應避免跳上跳下之動作，且不可僅以足尖上下台階。

受測者隨著節拍器之速度，連續上下登階「三分鐘」停止，接著讓受測者坐在椅子上休息「一分鐘」後，開始測量脈搏。

此外，若受測者上下台階的節拍慢了三次以上，或是沒達到三分鐘，就已無法繼續完成登階運動，則應立即停止，馬上記錄其確實運動之時間，並休息一分鐘後，開始測量脈搏。

脈搏測量

當受測者休息一分鐘後，馬上要測量一分鐘至一分三十秒、兩分鐘至兩分三十秒、三分鐘至三分三十秒時，這三個三十秒的腕部橈動脈脈搏數。

$$心肺耐力指數＝\left(\frac{運動持續時間（秒）}{測量三次之脈搏總和X2}\right)X100$$

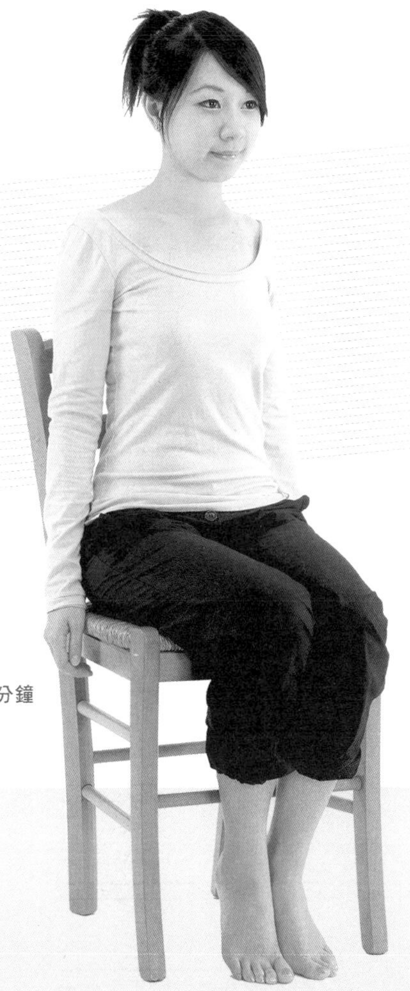

受測者坐在椅子上休息一分鐘後，再測量脈博。

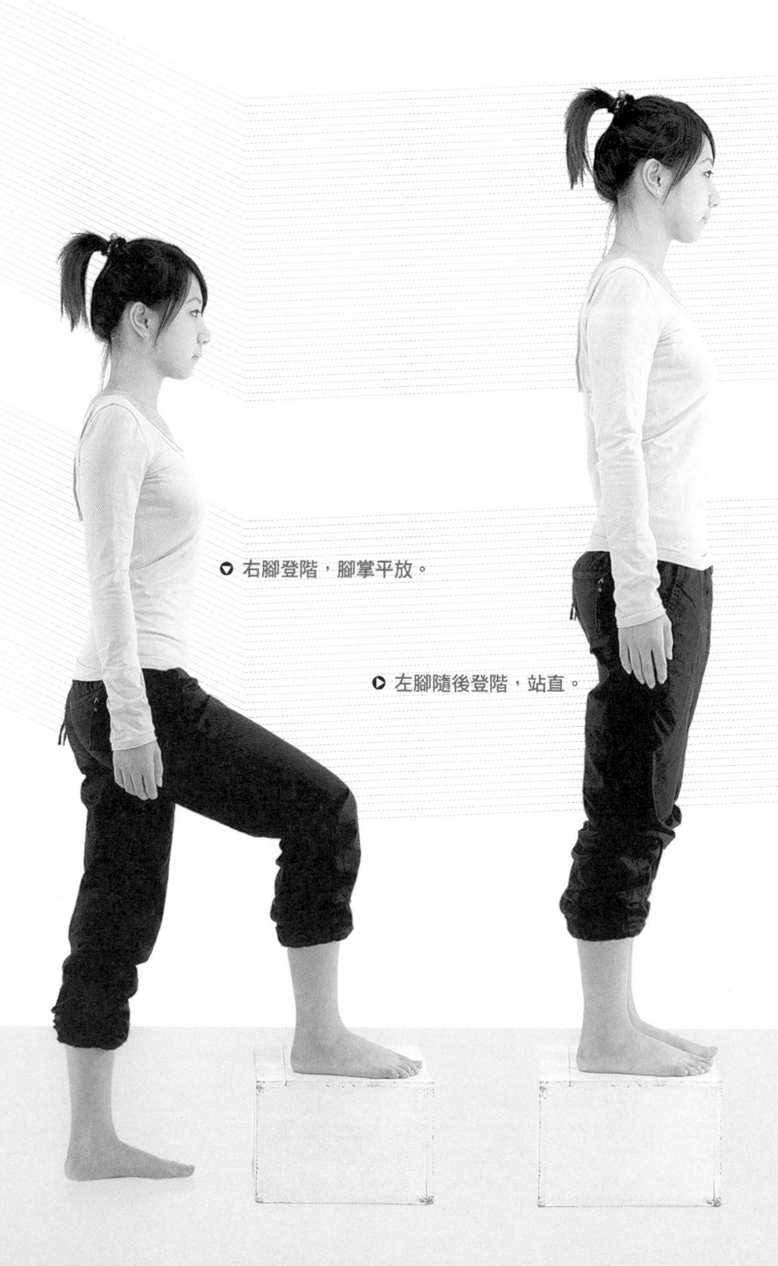

▼ 右腳登階，腳掌平放。

▶ 左腳隨後登階，站直。

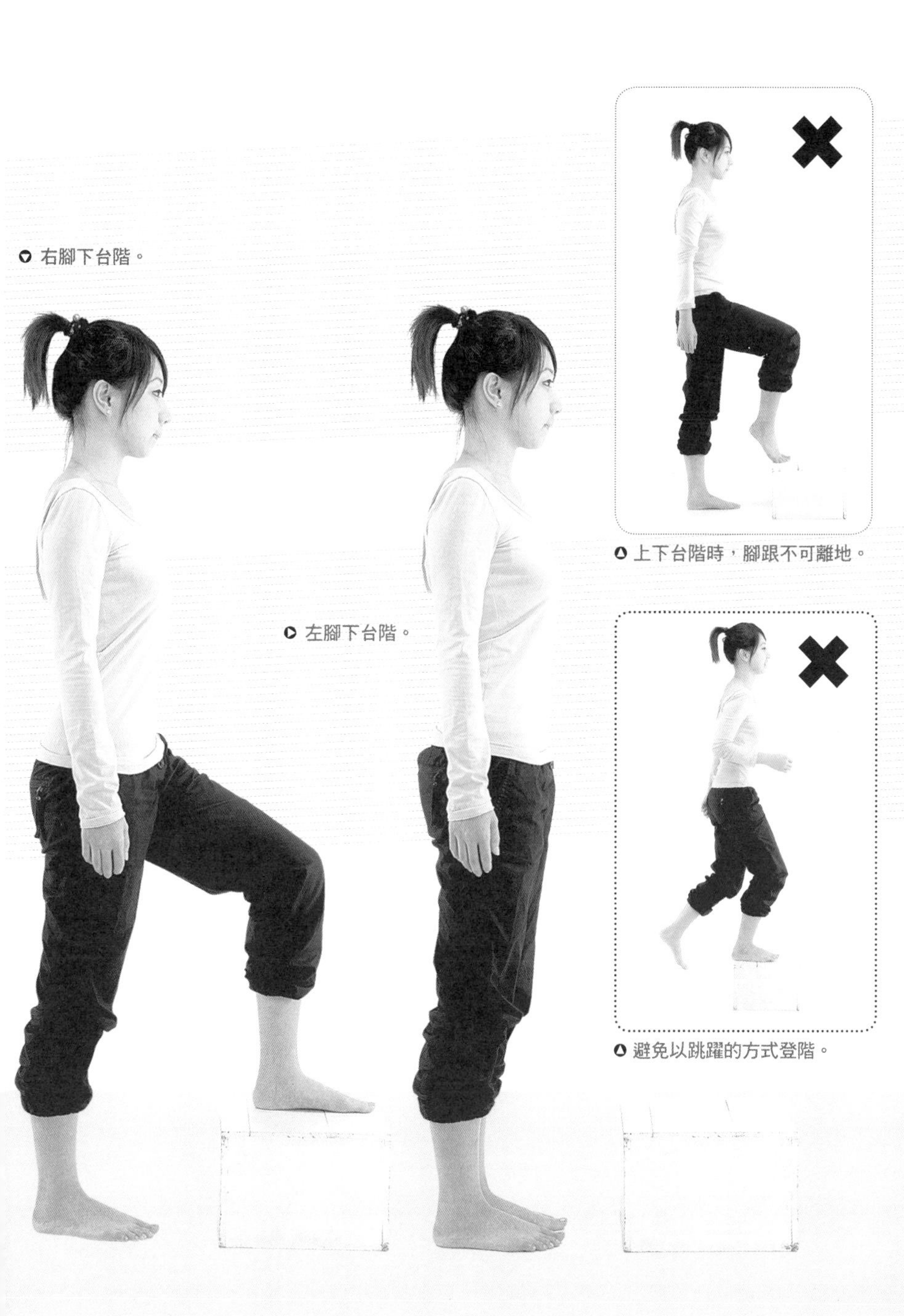

▼ 右腳下台階。

▶ 左腳下台階。

▲ 上下台階時，腳跟不可離地。

▲ 避免以跳躍的方式登階。

肌力與肌耐力——一分鐘仰臥起坐

受測者於墊子或其他舒適之表面仰臥平躺，收下顎，雙手輕鬆地交叉於胸前，雙手掌輕放肩上（肩窩附近），手肘不可碰觸胸部，雙膝約成九十度彎曲，腳底與地面貼平。施測者以雙手按住受測者腳背，協助穩定受測者的動作。

檢測時，受測者利用腹肌收縮，使上身坐起，雙肘觸及雙膝後，如此才構成一套完整動作，之後隨即放鬆腹肌，仰臥回復預備時之動作。仰臥時必須以背部肩胛骨接觸地面，然後才可開始下一次動作。以連續運動六十秒時所完成之完整次數為基準。

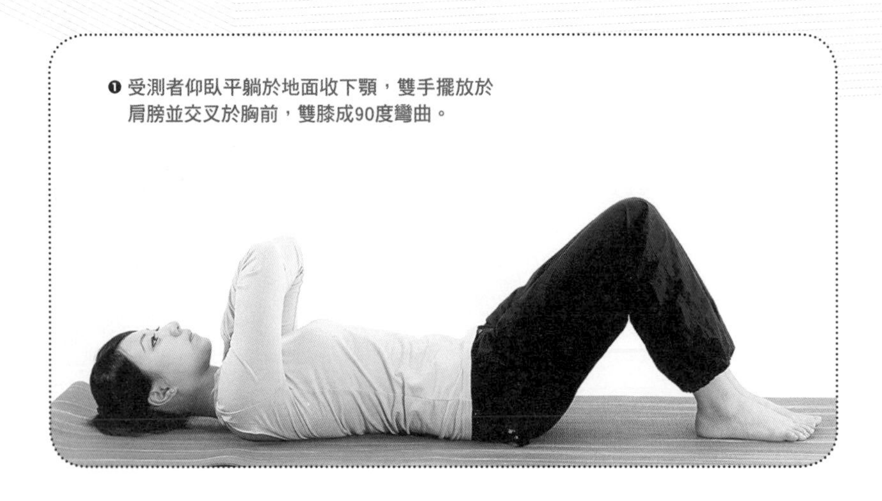

❶ 受測者仰臥平躺於地面收下顎，雙手擺放於肩膀並交叉於胸前，雙膝成90度彎曲。

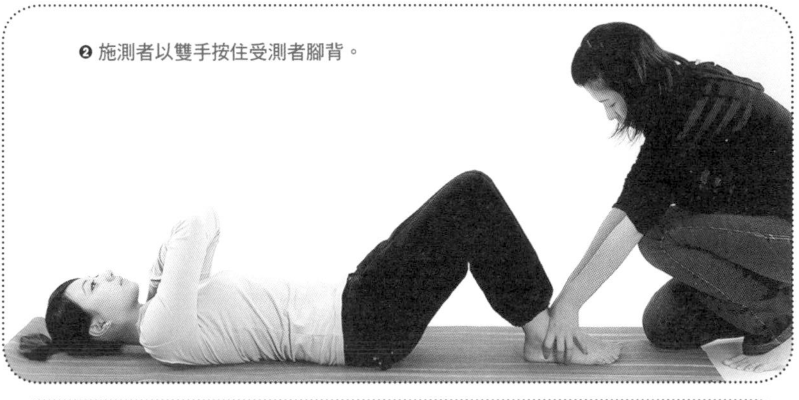

❷ 施測者以雙手按住受測者腳背。

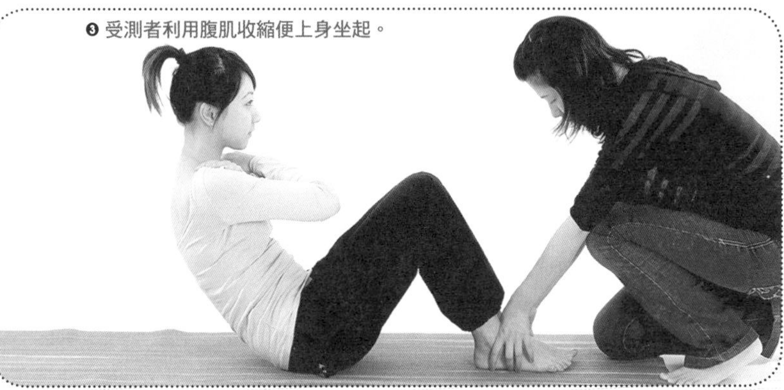

❸ 受測者利用腹肌收縮使上身坐起。

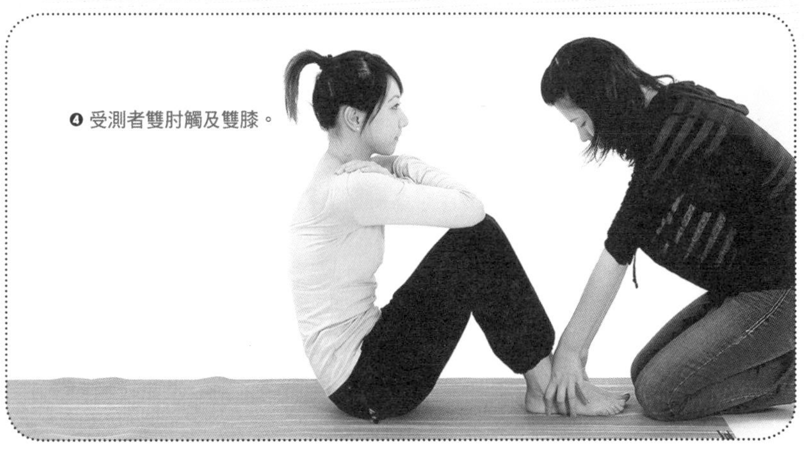

❹ 受測者雙肘觸及雙膝。

爆發力——立定跳遠

受測者立於起跳線後，雙腳打開與肩同寬，雙腳半蹲，膝關節彎曲，雙臂置於身體兩側後方。雙臂自然前擺，身體往前跳，雙腳必須「同時躍起」且「同時落地」。

可連續試跳二次，以較遠一次為成績。成績丈量由起跳線內緣至最近之落地點為準。

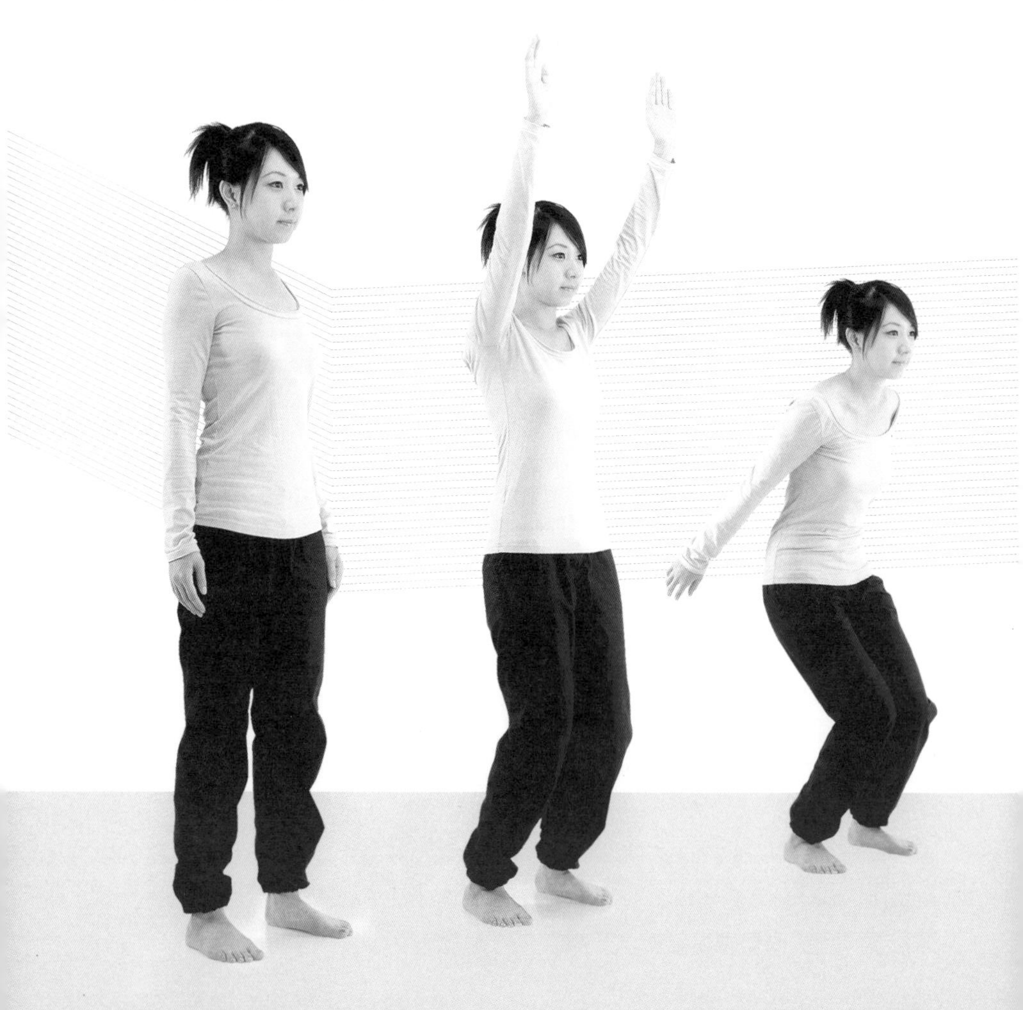

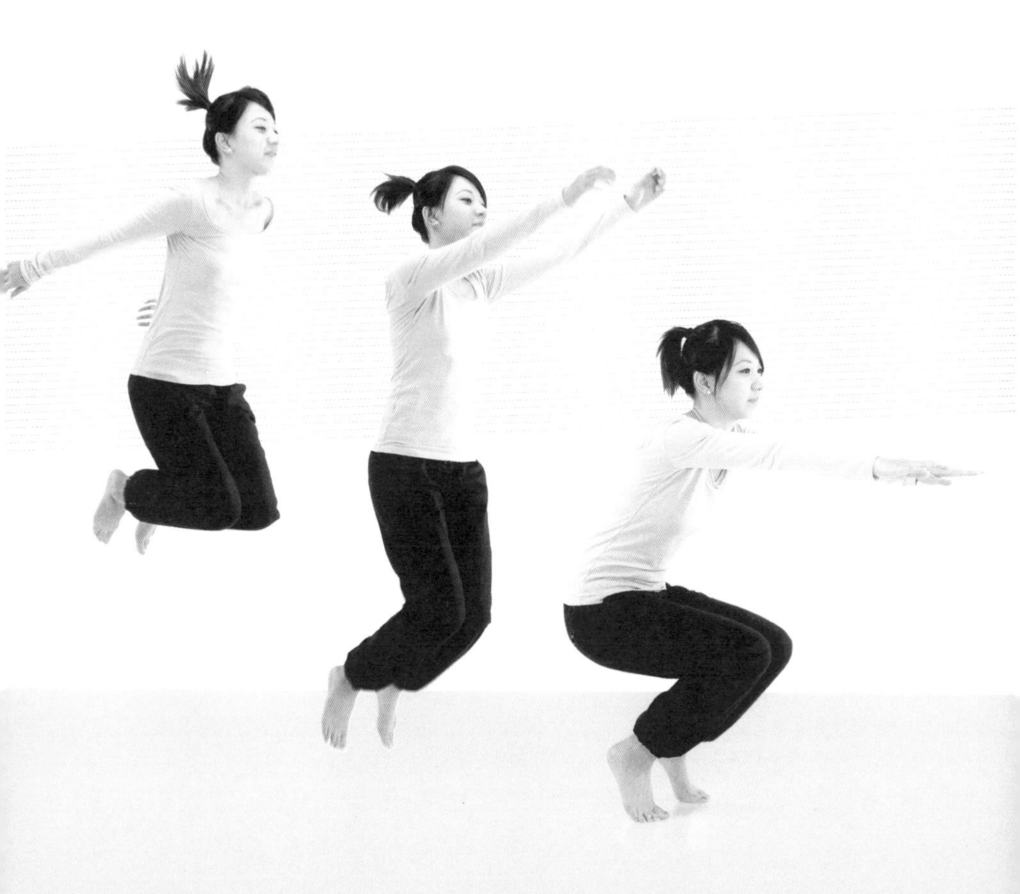

柔軟度——坐姿體前彎

受測者脫鞋，雙腿與肩同寬坐挺，雙足跟的底部與一布尺的二十五公分之記號對齊。

受測者雙手相疊，身體自然緩慢向前伸展，不得急速或來回抖動，盡可能向前伸，並使中指觸及身體下方的布尺後，暫停兩秒，以便記錄中指觸及布尺之處。檢測過程中，膝關節應保持伸直，不可彎曲，腳尖保持朝上。

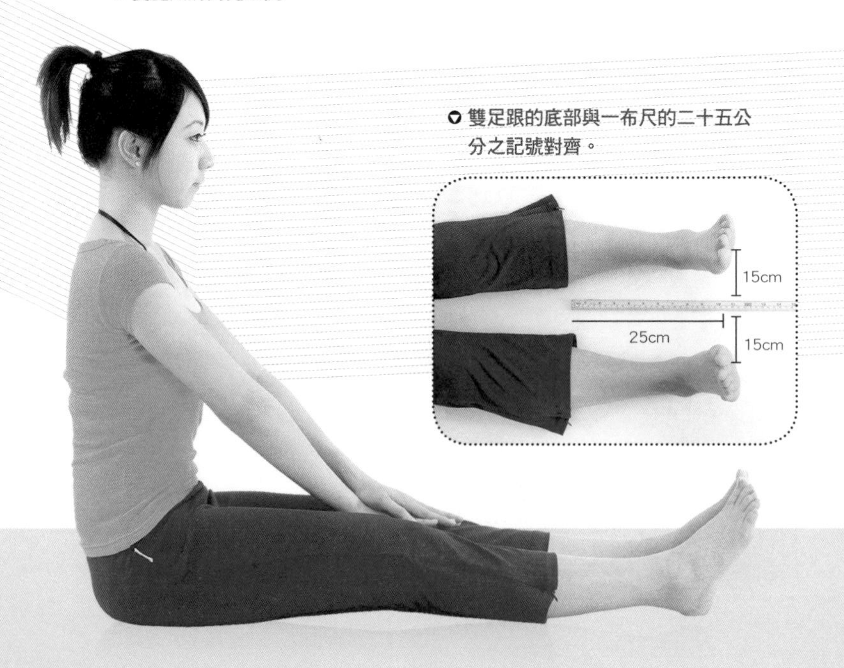

◆ 雙腿與肩同寬坐挺。

◆ 雙足跟的底部與一布尺的二十五公分之記號對齊。

▼ 身體慢慢向前伸展，膝關節伸直，不可彎曲，腳尖朝上。

▼ 中指觸及身體下方的布尺。

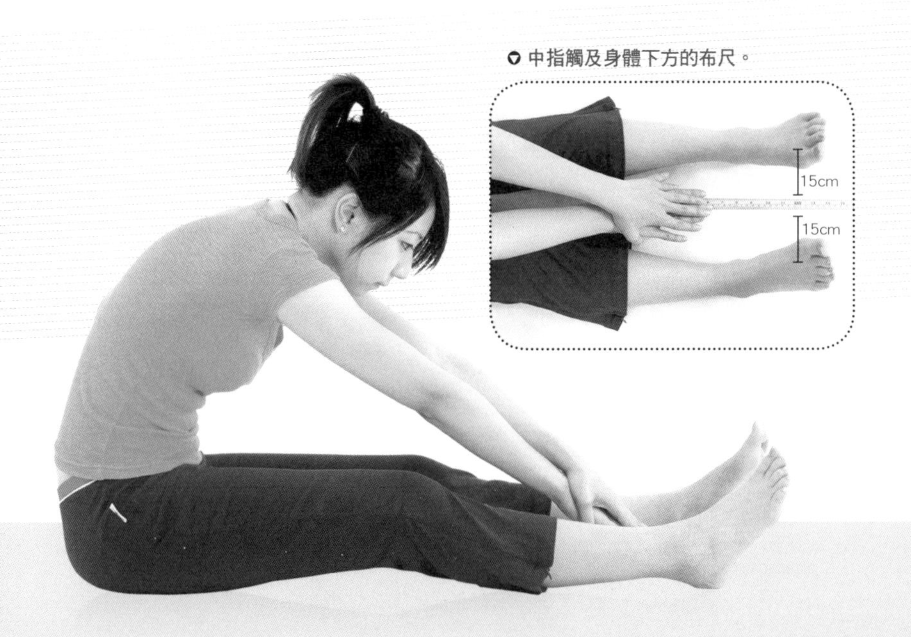

健康 小常識

體適能參考值

項目	測量法	參考值					
心肺適能	修正式三分鐘登階（指數）	等級	劣	差	可	良	優
		男	＜46	47～50	51～58	59～65	＞66
		女	＜43	44～49	50～57	58～64	＞65
肌肉適能	一分鐘屈膝仰臥起坐（指數）	等級	劣	差	可	良	優
		男	＜16	17～21	22～27	28～32	＞33
		女	0	1～12	13～20	21～25	＞26
爆發力	立定跳遠（公分）	等級	劣	差	可	良	優
		男	＜170	170～189	190～219	220～249	＞250
		女	＜120	120～139	140～159	160～179	＞180
柔軟度	坐姿體前彎（公分）	等級	劣	差	可	良	優
		男	＜10	10～19	20～24	25～30	＞30
		女	＜15	15～24	25～29	30～35	＞35
身體組成	身體質量指數	理想值為18～24，如果大於26則為肥胖。					
	腰與臀的對比	理想值：男性＜0.92 女性＜0.88（腰圍＜臀圍）					
	皮褶厚度測量（公釐）	理想值：男性6～17.5，女性12～25.5					
	身體脂肪百分比（%）	理想值：男性13～16.9，女性20～23.9					

$$\text{身體質量指數（B.M.I）} = \frac{\text{體重（公斤為單位）}}{\text{身高}^2\text{（公尺為單位）}}$$

$$\text{腰臀比} = \frac{\text{腰圍}}{\text{臀圍}}$$

理想體重
男：（身高－80）×0.7
女：（身高－70）×0.6

$$\text{身體脂肪百分比} = \frac{\text{實際體重} - \left(\begin{matrix}0.82\text{（女）}\\0.88\text{（男）}\end{matrix}\right) \times \text{理想體重}}{\text{實際體重}} \times 100$$

（何素梅：健康體位）

健康小常識

何謂「皮褶厚度」？

「皮褶厚度」是在身體成分領域中，用於預測人體密度和體脂率的形態測量指標，主要是皮下脂肪的厚度，以及身體各種圍度和徑度，例如測量肱二頭肌圍度的增長可得知訓練成果。而且從許多研究中發現，用皮褶厚度、圍度和徑度測量指標所推算人體密度的方法，是當今研究身體成分最普遍而實用的方法。測量儀器是皮下脂肪厚度測量計，常用的是日本榮研式、英國的Harpenden式或1ange式。測量部位主要有：

一、**胸部**：測量男子的位置在腋前線和乳頭之間的二分之一距離，以斜形的方式將皮褶捏起；女子則是在腋前線和乳頭之間三分之一的距離捏起。

二、**腋部**：在腋中線相當於胸骨劍突的水準位，垂直捏起皮褶。

三、**肱三頭肌部**：肩峰頂和鷹嘴突之間，也就是肱三頭肌中點，垂直捏起皮褶。注意必須要求肘伸直，盡量放鬆。

四、**肩胛下部**：在肩胛下角一至二釐米處，與脊柱呈四十五角的位置，捏起皮褶。

五、**腹部**：在肚臍旁約兩釐米處垂直捏起皮褶。

六、**髂脊上部**：在腋前線向下延伸與髂脊上相交點垂直捏起皮褶。

七、**大腿部**：在大腿前部髓和膝關節中點垂直捏起皮褶。

測量時，受試者站好，將要被測量部位裸露出來，然後測量者用拇指和食指將測量部位的皮皺捏起，接著使用皮脂計的兩接點距離捏指端一釐米處，鉗住皮膚，待指標停止後，立刻讀數，取至零點五毫米為一單位。各部位可連續測量三次，取兩次中間值或兩次誤差不可超過5%。

健康小常識

何謂「身體脂肪」？

年輕男性正常的體脂肪為體重的15%，若大於20%，則視為體脂肪過多。年齡大於五十歲之男性，體脂肪平均為體重的25%，大於30%時，則可稱為「肥胖症」。正常年輕女性體脂肪為體重25%，若大於體重的30%，則視為體脂肪過多，中年以上之婦女，體脂肪大於體重37%，則嫌太胖。體脂肪的測量法有五種：

一、**水中稱重法**：利用阿基米德原理測量，此方法最準確，但是需要使用特殊儀器與設備。

二、**皮下脂肪測量法**：用特殊的皮下脂肪測量器於特定身體部位，測量皮下脂肪的厚度，最常用測量的部位為：

1、肱三頭肌的背部。

2、肩胛骨下方。

3、腸骨的上方腹面。

4、肚臍旁的腹部。

5、大腿的前上方。

再根據這五處皮下脂肪的厚度總和來衡量體脂肪的多寡。適用於運動員或長期接受運動訓練或重量訓練。

三、**體圍測量法**：在身體特定的部位以軟尺測量其周長的方法，常用來測量的部位包括：

1、腹部（肚臍上方2.5公分處）。

2、臀部（兩腳靠攏時臀部最突出處）。

3、右大腿（臀部下方處）。

4、右上臂（在手臂向前伸直且手掌朝上時量肩與肘的中點）。

5、右前臂（在手臂向前伸直且手掌朝上時量右前臂最粗大處）。

6、右小腿（膝與踝之間最粗大處），適合測量非運動員。

四、**脂肪細胞檢查法**：接測量脂肪細胞的大小及數目。此法必須取出一塊體脂肪，然後以化學方法將脂肪細胞分離，再用顯微照相法等求脂肪細胞量。

五、**生物電阻測量法**：利用脂肪與水分導電率不同的原理，藉由電流通過測試者之兩極肢體，來測量體內脂肪比率。這是目前最常見的測量原理，但如果膀胱未排空、排便未乾淨時，易造成估計錯誤。

看起來胖的人，不一定脂肪率高，但過高的體脂肪是各種慢性疾病的主要導火線。

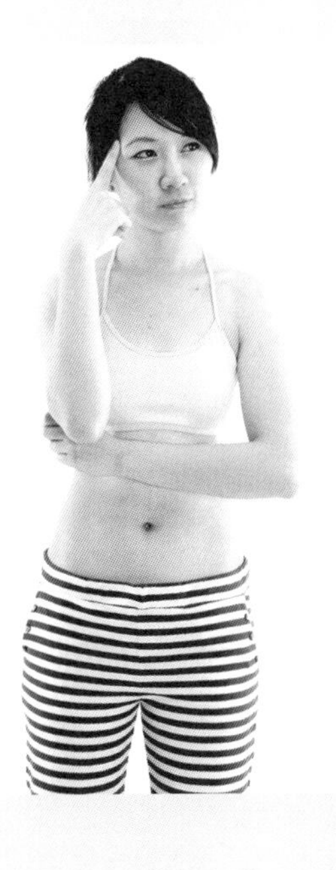

改善體適能的方法與原則

改善心肺適能

針對改善「心肺適能」所作的運動，必須達到某種適當的耗氧程度，並且持續運動的時間要夠長才能有效的刺激心肺循環系統，使其機能增強，而這類運動通稱為「有氧運動」。相對的，如果進行非常激烈而持續時間相當短的運動，則是屬於「無氧性的運動」，這類運動對心肺循環系統機能的增強，並沒有顯著的效果。

有氧運動的特色

◎ 強調大肌肉的全身運動，而且在運動時參與的肌肉愈多愈好。因為只使用到局部性小肌肉的運動，容易引發局部肌群的疲勞，使運動中斷，難以持久，同時無法消耗足夠的身體氧氣量，因此難以達到刺激心肺循環系統的效果。

◎ 是一種持續性的運動。運動時間可以由運動者自行控制，以便讓運動持續進行。

◎ 具有節律性的運動。運動強度比較容易穩定地控制，如此才可能將運動強度，維持在合適的有氧運動強度範圍內。間斷性的運動因為運動強度的變化過大，所以較不理想。

◎ 此類運動的運動強度可根據個別能力調整。因為個別能力的差異，每個人進行有氧運動時，都應該採行其合適的強度，好的有氧運動應該可以由運動者以合理的強度進行。

有氧運動的考量條件

依照美國運動醫學會改善心肺適能的運動處方，有氧運動應符合下列標準：

◎ 運動型態：任何使用身體大肌肉群、可長時間持續進行，且具有節律性與有氧型態的身體活動，如跑步、步行、游泳、溜冰、騎腳踏車、划船、越野滑雪、跳繩及多種耐力型的運動。

◎ 運動強度：以脈博數作為指標，運動時的每分鐘脈博數應達最大脈博數（220減去個人的年齡）60～90％的範圍，視為合理的運動強度。或以運動時有點喘但還可以說話的程度，作為運動強度的依據。以四十歲的正常人來看，合適的運動強度，應是運動脈博數介於108～162次之間。

◎ 運動頻率：每日及每周運動次數。原則上，每周運動三至五次為宜，最多每天進行一次有氧運動，不過「每天一次」不是絕對必要的，尤其必須慎防休息不足所引發過度疲勞，造成運動傷害的危險。

◎ 運動持續時間：可因強度大小變動。運動強度60～90％最大心跳時，可持續二十到六十分鐘的運動。運動強度若偏強，則運動持續時間可以短些。但是，調整的範圍仍然必須介於指定的上下限之內，例如強度為85％最大心跳時約持續二十分鐘即可。如果運動強度較弱，則持續時間就要偏長，例如強度為50％最大心跳時，至少應持續三十分鐘的運動。研究發現，運動強度為70％，每天三次，每次十分鐘亦可增加心肺耐力，因此可知，運動是可以「累積」效果的。

健康 小常識

評估有氧運動強度的方法——脈搏測量

理論上，運動強度越高，耗氧量就越大，且每分鐘的脈搏數也成正比增加，所以可利用運動時的脈搏數作為運動強度的指標，以了解耗氧程度是否恰當。運動如果能達到合適的脈搏數並維持一段長時間，就是好的有氧運動。運動員每分鐘的脈搏數，在整個運動過程中，都要保持在相當穩定的次數範圍內，不至於有明顯起伏變化，才能確定所做的運動具有強度上的穩定（如慢跑或騎固定式腳踏車等，全程的速率都很平均）。

正確量取運動脈搏數的方法：

1、通常由頸側頸動脈或由腕部橈動脈量取。

2、當預定的運動時間或距離完成時，一定要「立刻」量取當時的脈搏數，量的時間僅能持續「十秒」或「十五秒」。

3、若運動結束未能「立刻」量取，會因停止運動導致脈搏次數快速減少，而影響其準確性。

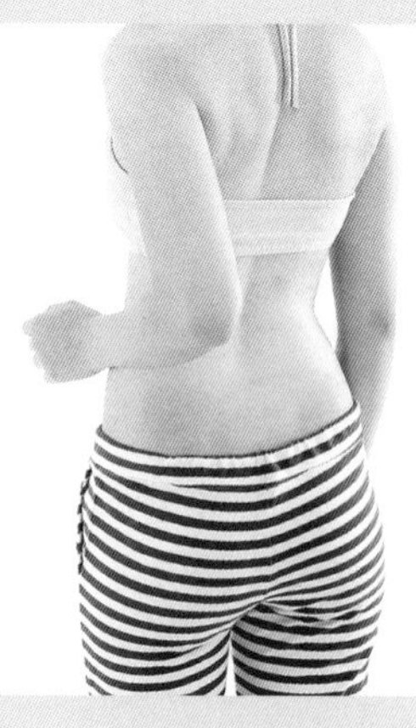

改善肌肉適能

針對肌肉適能的增強，最有效的方法即是利用重量訓練來增強想要訓練的肌群，換句話說，就是施以明顯的重量負荷，使肌肉產生拮抗作用，而達到肌力與肌耐力的提升效果。一般是使用槓鈴、啞鈴、綜合健身器等重量器材，不過也可以用徒手的方式如伏地挺身及仰臥起坐，即是利用身體的重量進行適當的重量訓練。整個完整的運動過程包含熱身運動、主要運動、緩和運動等三大部分。

其中，一般主要運動時間至少要持續十五分鐘才有效果，如能持續二十到六十分鐘的話，效果更佳。心肺耐力較差者，建議少量多次較為適當，可以每次做十分鐘，但多做幾次，累積至二十到六十分鐘即可。

肌力與肌耐力的重量訓練，差異在於負荷的重量及反覆次數不同。原則是以低強度負荷和長時間、多次數的訓練來提升肌耐力，例如使用40～70%的最大肌力，反覆推舉十到二十五次。

提升肌力的原則是以高強度負荷且低反覆次數的重力訓練，像是使用百分之70～85%最大肌力，最多反覆推舉四到十次的阻力訓練。因為高強度負荷下的肌力訓練可以刺激較多的收縮性蛋白質，維持一段時間的強力刺激之後，肌肉內會增長出含較多收縮性肌蛋白質的肌肉。而肌耐力則是肌力的基礎，所以重量訓練應從訓練肌耐力開始，並逐漸增加負荷強度，減少負荷次數，以安全、有效地訓練肌力。

在肌力與肌耐力的訓練上，應優先安排訓練身體大肌肉群的動作。人體在運動時可分為七大肌群，包括手臂、肩部、胸部、腹部、背部、臀部與腿部，而通常做八到十個動作就已相當完整。各部位肌群的訓練建議如下：

肌群部位

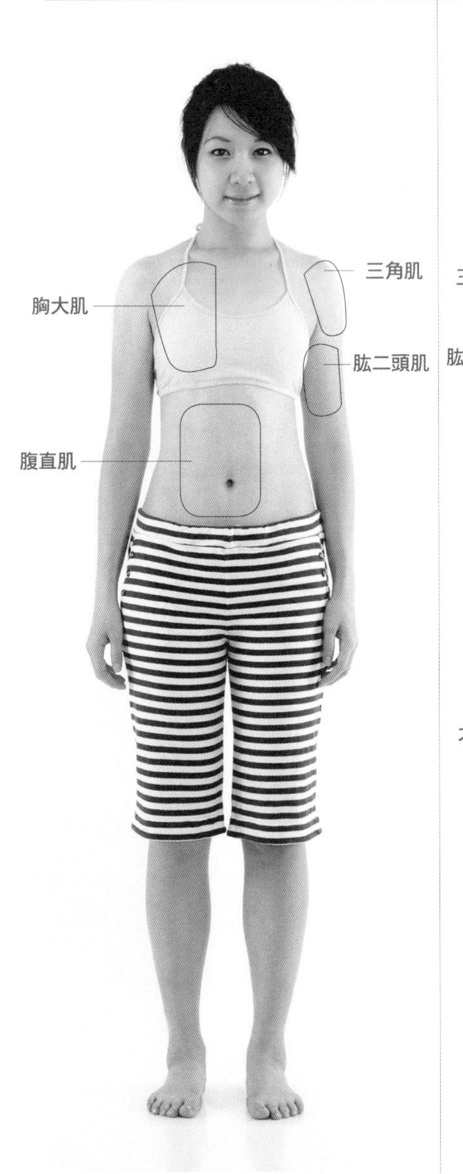

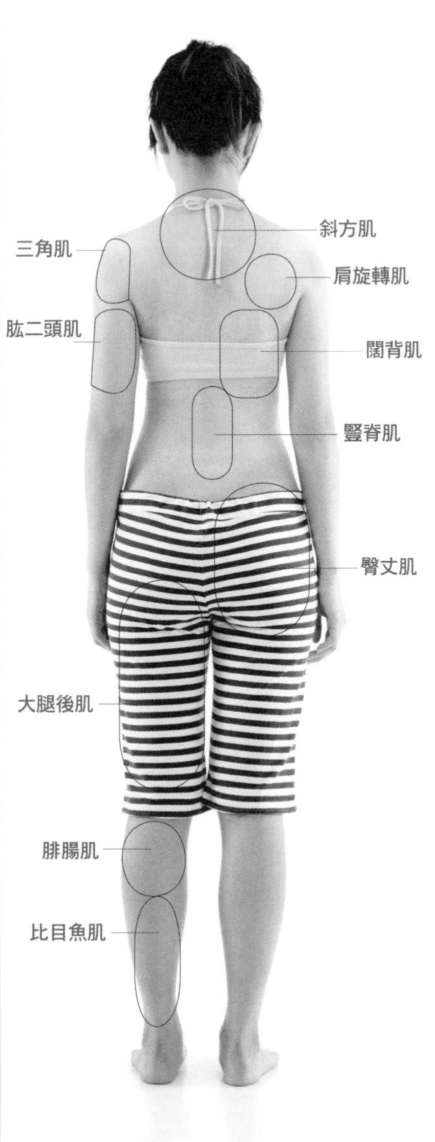

聳 肩

伸展部位：斜方肌

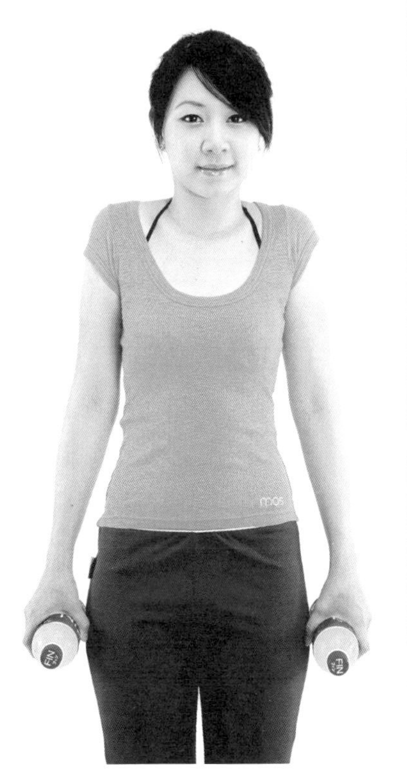

▲ 肩膀慢慢向上抬，聳肩展背，雙手自然下垂，擺放於大腿兩側。

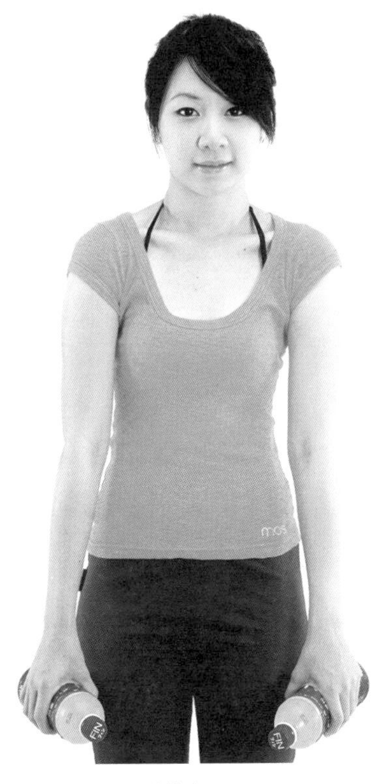

▲ 肩部向下，沉肩擴胸。

肩部推舉

伸展部位：斜方肌、三角肌

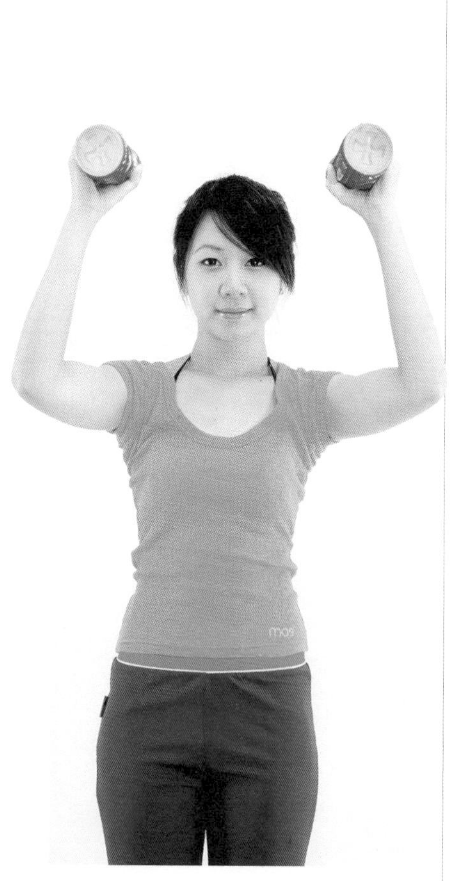

雙手打開約45度角並且手臂與肩膀成90度角擺放。

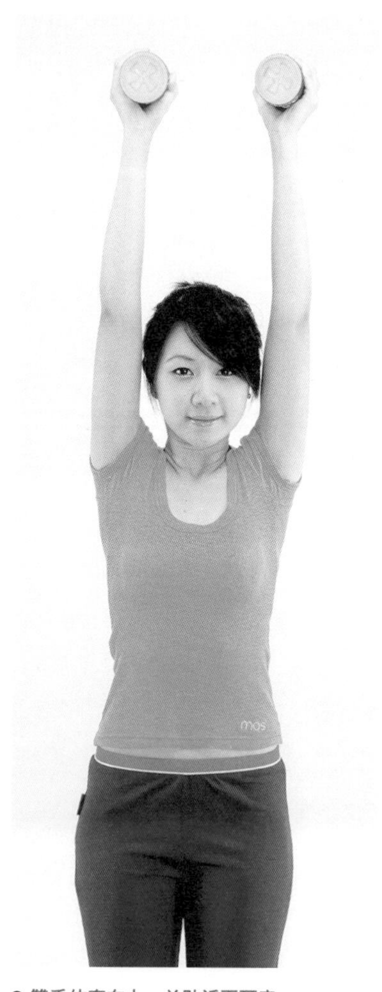

雙手伸直向上，並貼近兩耳旁。

水平外展加內旋

伸展部位：斜方肌、三角肌、旋轉肌

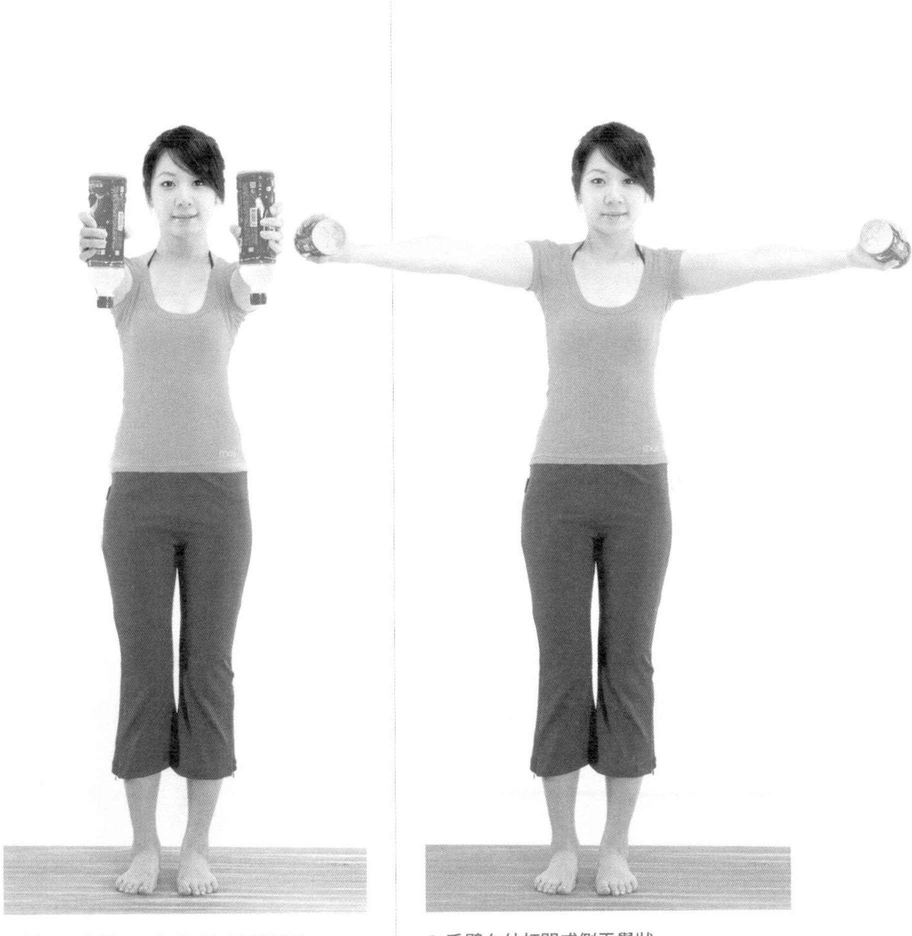

❶ 手臂向前伸直並且雙手打開與肩寬。

❷ 手臂向外打開成側平舉狀

肩部側舉

伸展部位：斜方肌、三角肌、旋轉肌

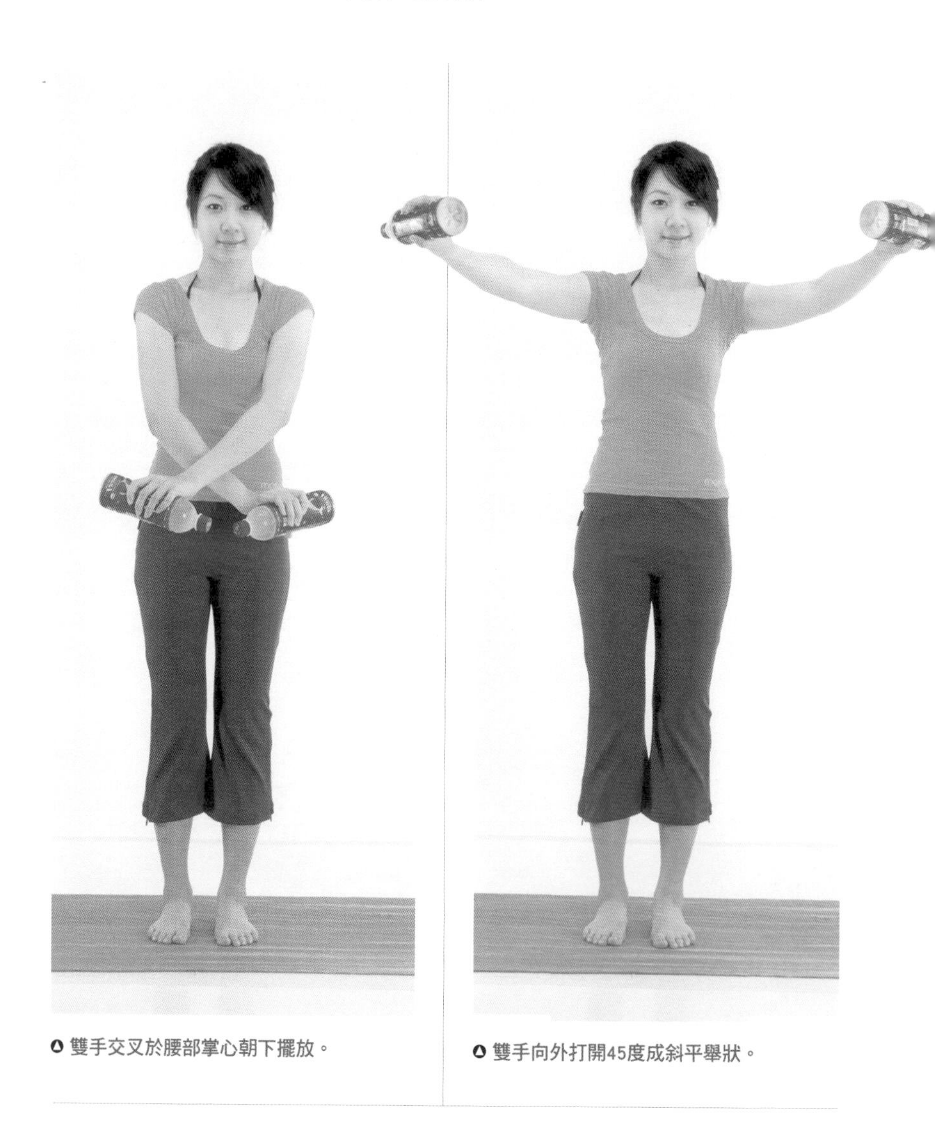

雙手交叉於腰部掌心朝下擺放。

雙手向外打開45度成斜平舉狀。

手臂運動

伸展部位：二頭肌彎舉、肱二頭肌

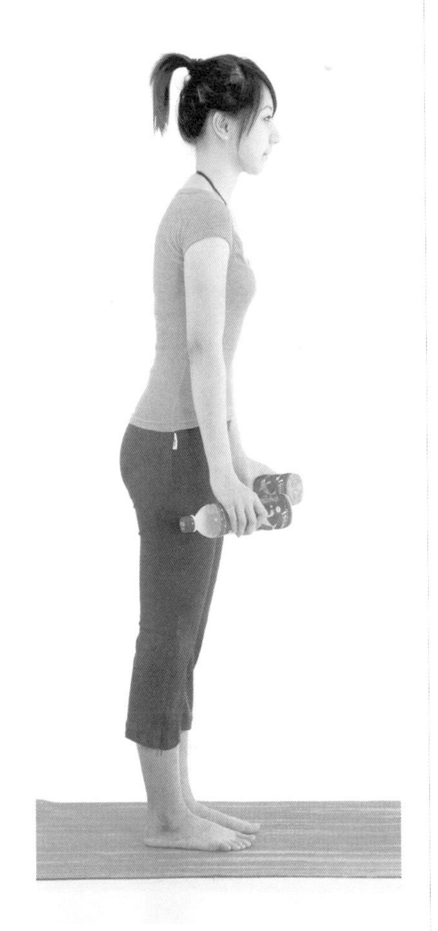

❶ 雙手打開約45度角並且手臂與肩膀成90度角擺放。

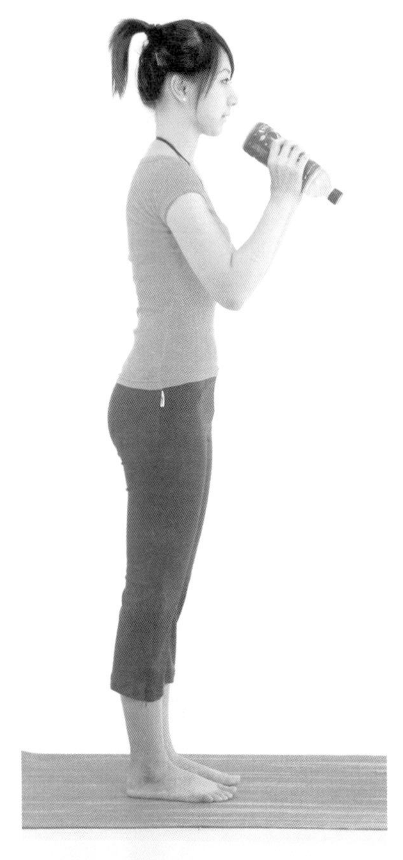

❷ 雙手伸直向上，並貼近兩耳旁。

伏地挺身

伸展部位：胸大肌、肱三復肌

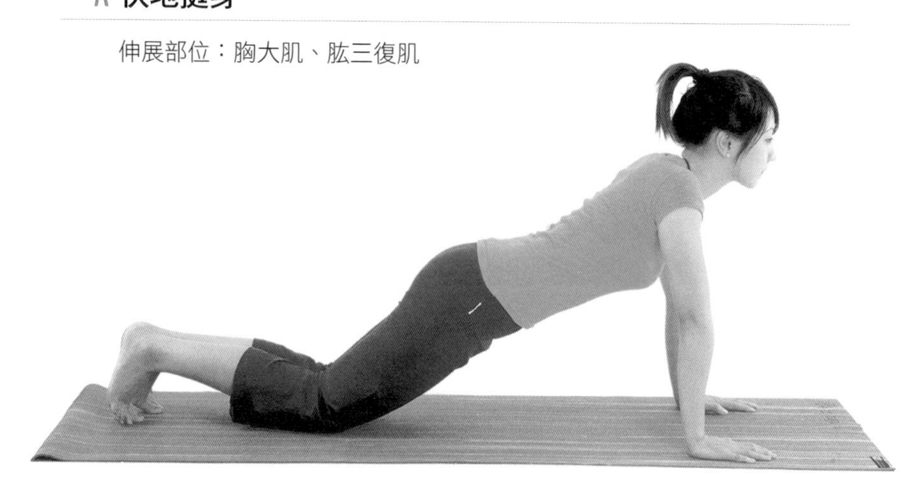

▲ 雙手雙膝著地身體成跪姿狀，並且足趾內彎雙腿併攏，手掌前張，手臂伸直打開與肩同寬。

▼ 手臂彎曲並且身體向下向前傾，動作中手臂緊貼身體。

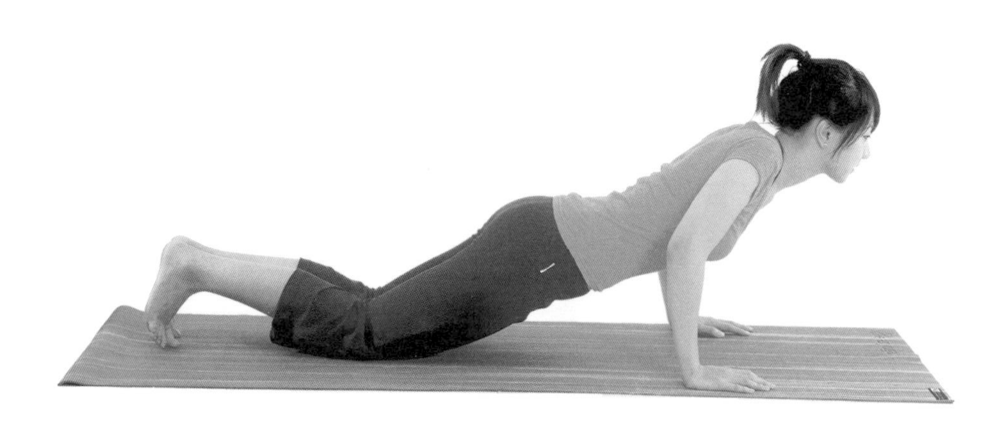

屈膝仰臥起坐

伸展部位：腹直肌

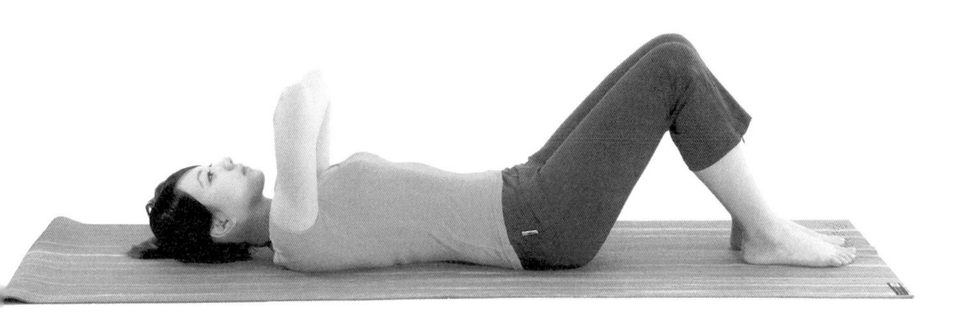

▲ 身體平躺於地面，雙手交叉擺放於肩膀，並且膝蓋彎曲90度。

▼ 利用腹縮使上身起坐，並且雙肘觸及雙膝。

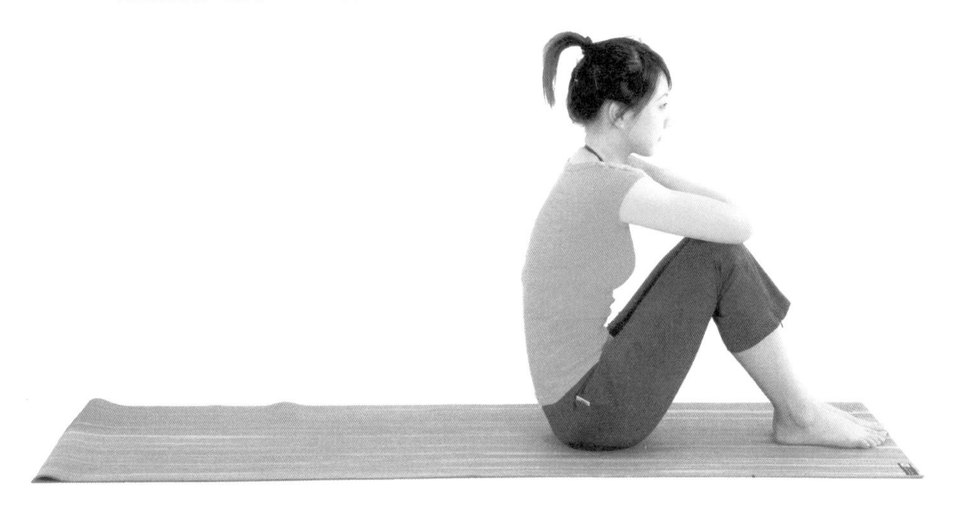

伏臥弓身

伸展部位：豎脊肌、臂大肌

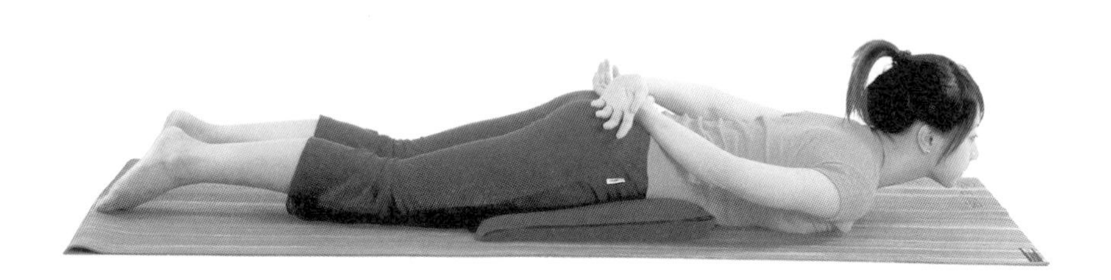

▲ 身體成趴下姿，雙手交叉於背部。

▼ 上半身往後仰，雙腿順勢上抬離開地面。

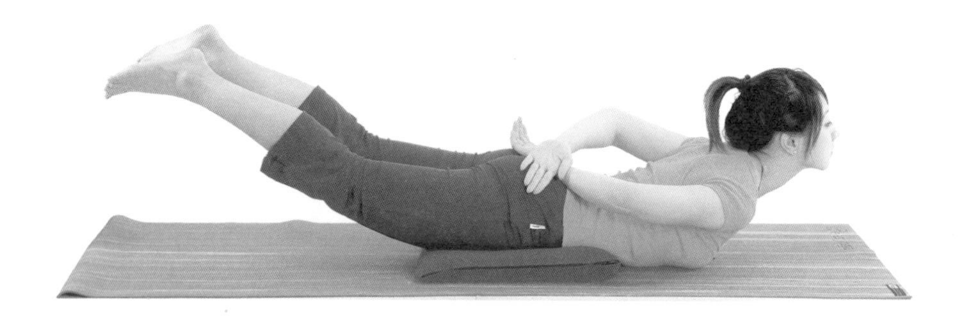

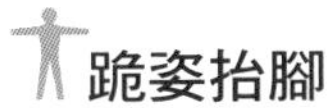

跪姿抬腳

伸展部位：胸大肌、肱三復肌

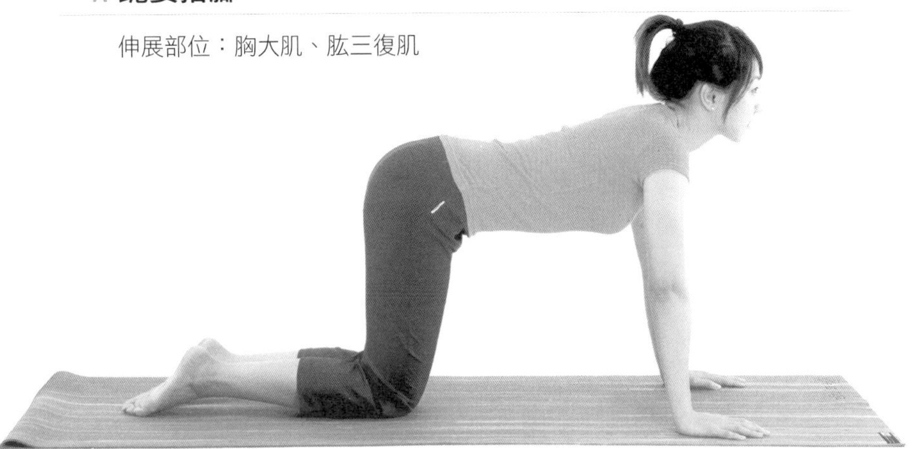

◭ 身體趴下成拱形，並且手掌和膝蓋著地，手臂和大腿平行，大腿與小腿成90度。

◒ 緩慢將右大腿往上抬，大腿和小腿保持90度。

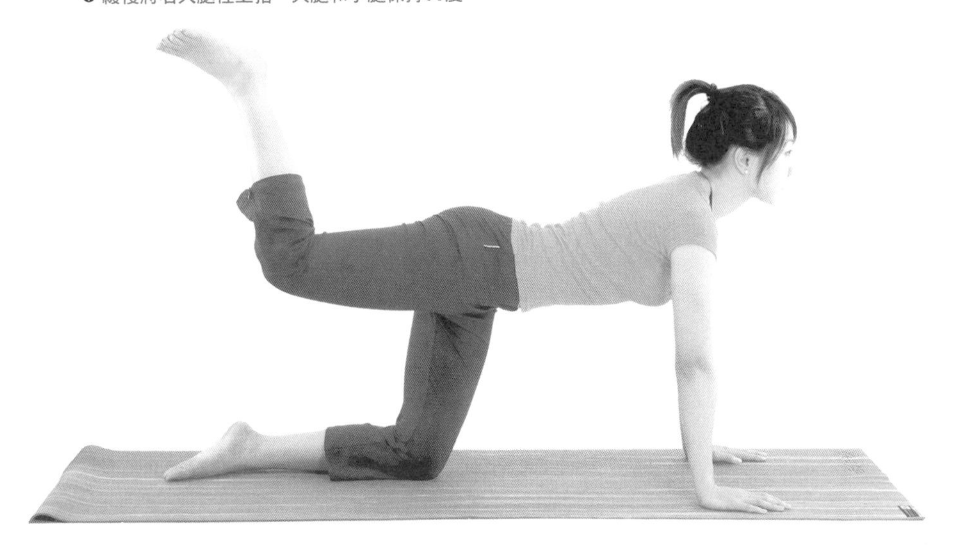

立姿展胸

伸展部位：胸大肌、肱三復肌

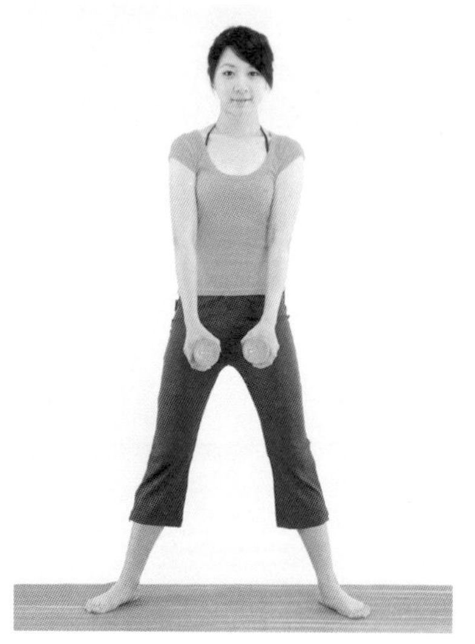

● 雙腳打開略比肩寬，手臂自然下垂擺放於腹部。

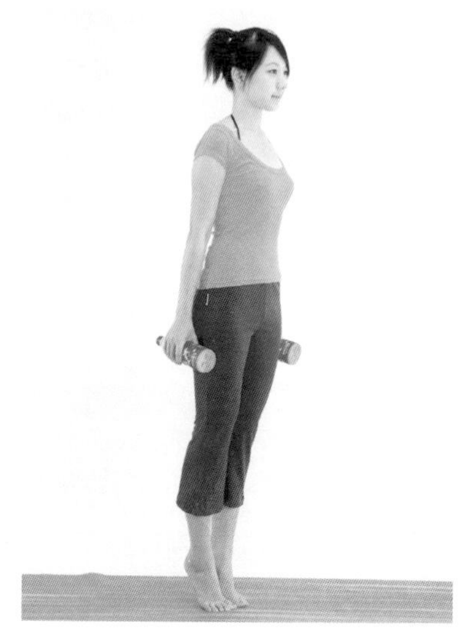

● 雙腳併攏並且足部用力向上推蹬雙手置於身體兩旁。

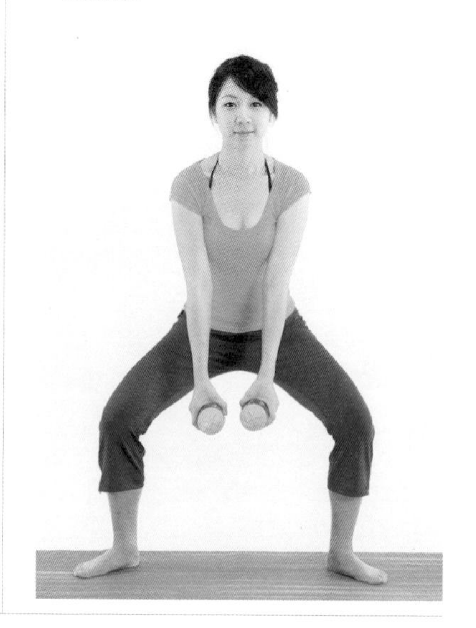

● 雙腳打開略比肩寬呈半蹲，手臂自然下垂擺放。

健康小常識

漸進原則

透過漸進適切的訓練強度和訓練量的安排，才能明顯增進肌力、肌耐力的效果。一般而言，此類訓練需要周期性的訓練計劃，例如要進行一項為期三個月的肌力訓練，可以把三個月分成三個周期：第一個月是準備期，以最大肌力的50～60%為起始強度，每回合十下，每次進行三個回合（回合間休息2～5分鐘）。

第二個月為鍛鍊期，強度設定為最大肌力的60～70%，每回合八下，三回合。

第三個月則為強化期，強度設定為最大肌力的70～80%，每回合六下，每次訓練三回合。

此外，重量訓練最好能有48小時（兩天）以上的休息，但盡量不超過96小時（四天），平均每周實施二到三天的訓練最好。

改善柔軟度

改善柔軟度最常使用伸展的運動方法，需要伸展的部位通常是主要關節周遭的肌群，因為這些部位具有延展性，影響關節活動範圍也較大。其中又可細分為「動性伸展」和「靜性伸展」：

動態伸展

以肢體明顯反覆彈動為方式，來達到擴展關節的目的，像一般傳統式的徒手體操，大刀類屬動性伸展操。

靜態伸展

關節擴展至一適當角度後，即維持靜止狀態一段時間。

從安全和效果二方面評估，靜性伸展比動性伸展好。動性伸展萬一彈動力量控制不當，可能因肌肉過度伸展而造成拉傷，快速彈動的關係，可能會引發被伸展的肌肉出現反射性收縮，結果反而會阻礙伸展的程度。人體主動性伸展運動包括：

頸部伸展

注意事項：◎ 頭向兩側及前後屈曲，每單一動作完成均回到正中位置再進行下一步驟。

◎ 應點對點移動，勿繞圈活動，保持呼吸勿閉氣。

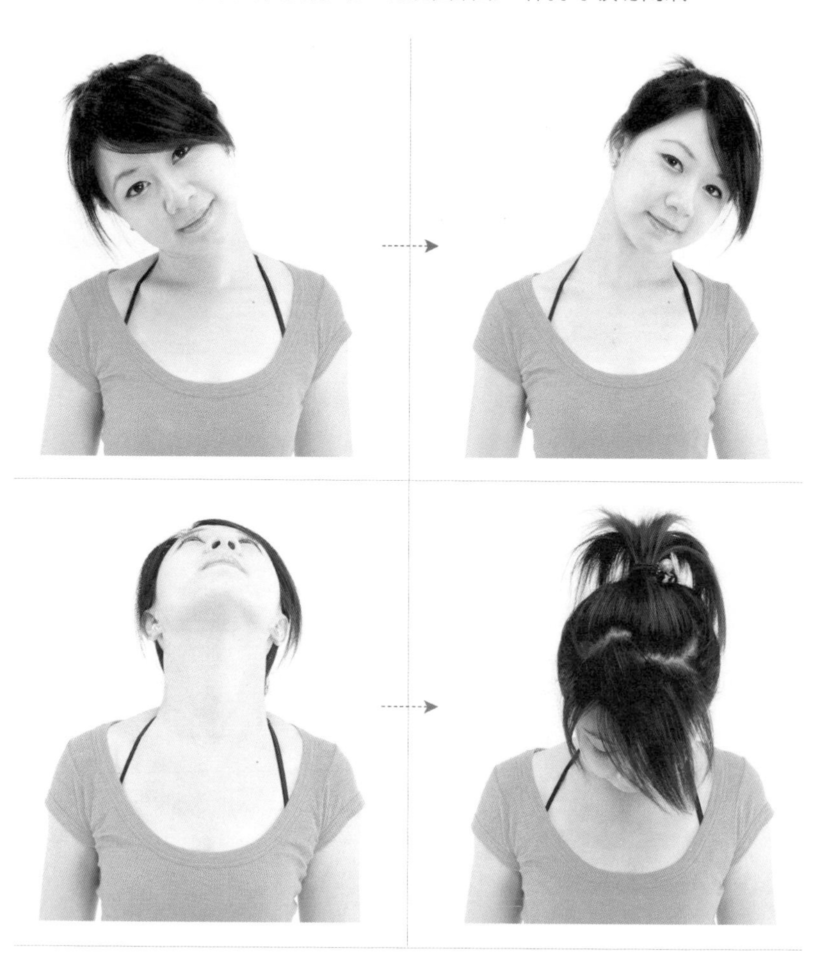

前肩胸部伸展

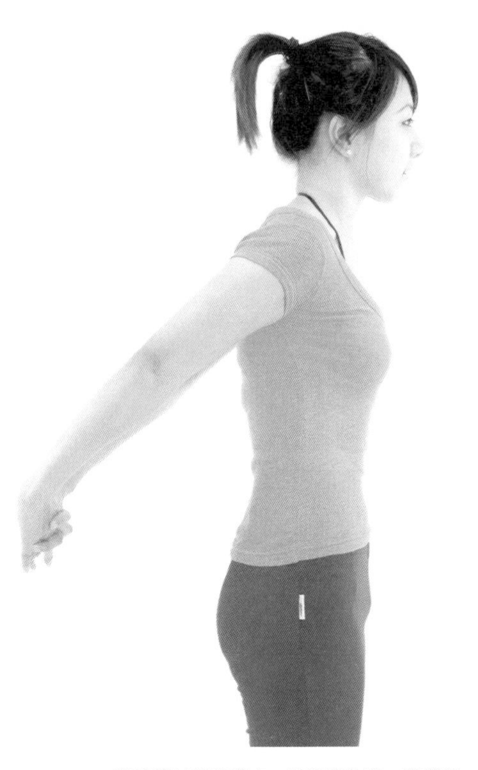

◎ 雙手置於背後固定，肘關節伸直，兩手逐漸向上提起。

腕部伸展

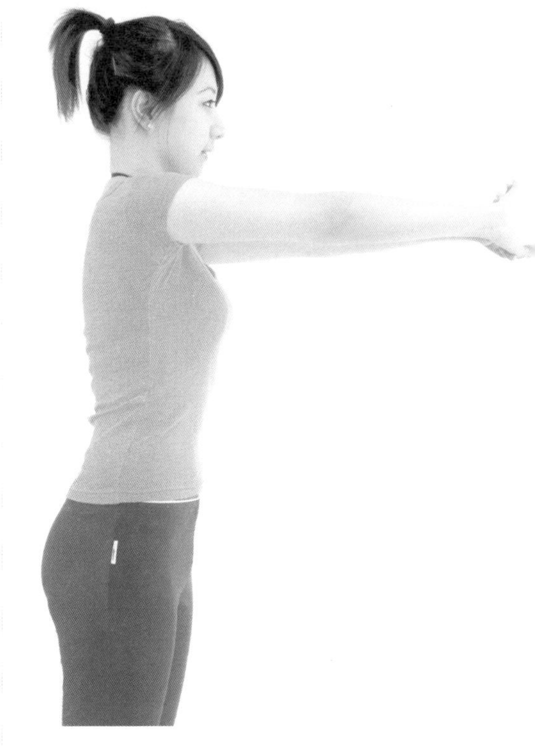

◎ 雙手置於胸前互握，肘關節伸直，兩手向前延伸。

上肩前胸部伸展

脊部立姿轉體伸展

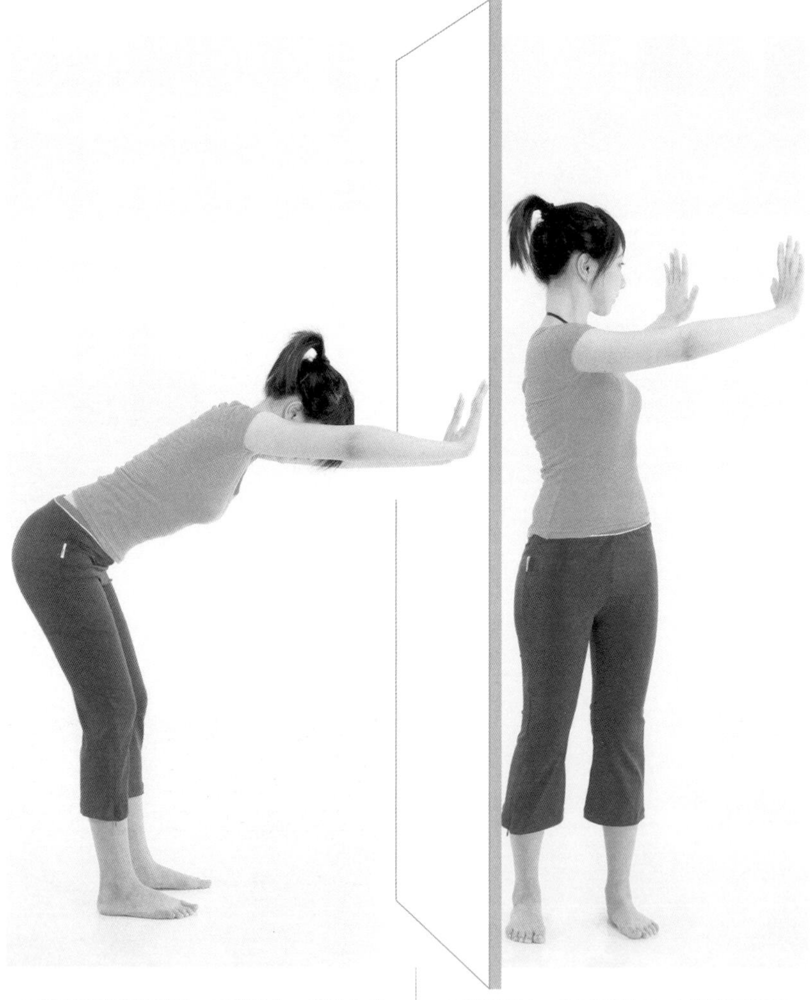

雙手與肩同寬平舉，牆壁站立，然後上身逐漸緩慢旋轉，將雙手平貼於牆上，肘關節隨轉身微屈。

雙手固定，肘關節伸直，兩手與肩同寬，上身逐漸緩慢下沉。

身體兩側肌肉伸展

後腿肌群伸展

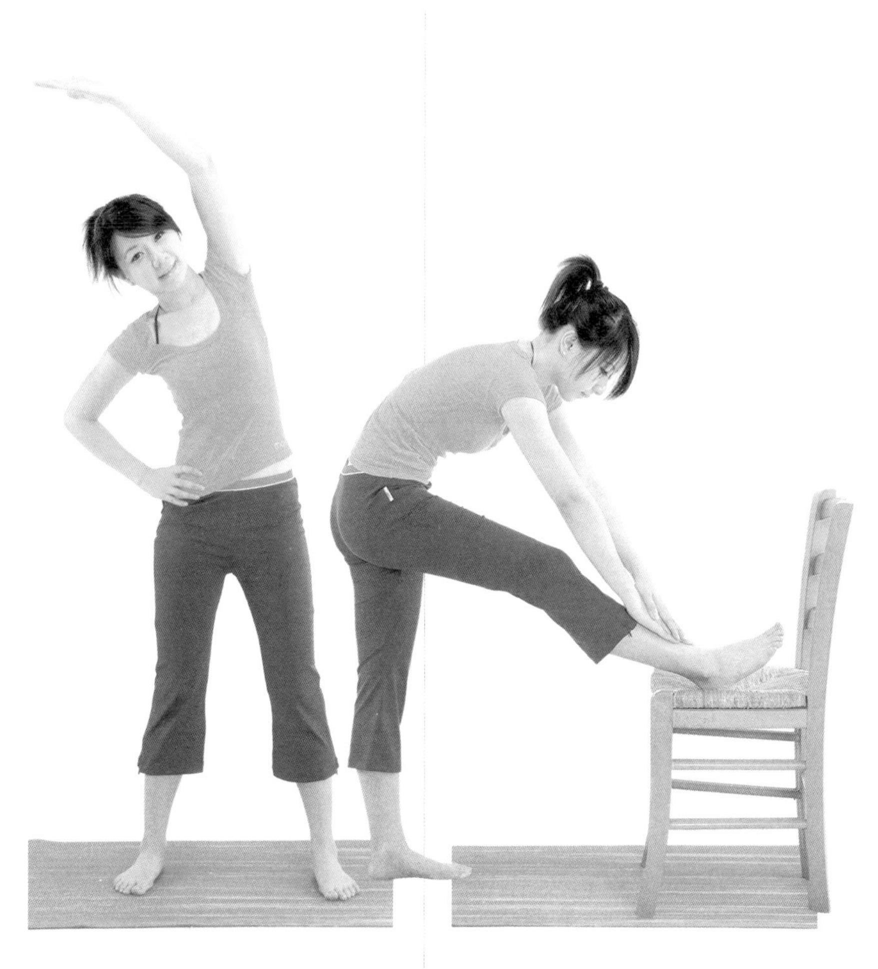

● 雙腿分開舉臂，手心向內側，上身逐漸緩慢向內側側彎。

● 身區幹側偏向前彎曲後屈曲，每單一動作完成均回到正中位置。

小腿跟腱伸展

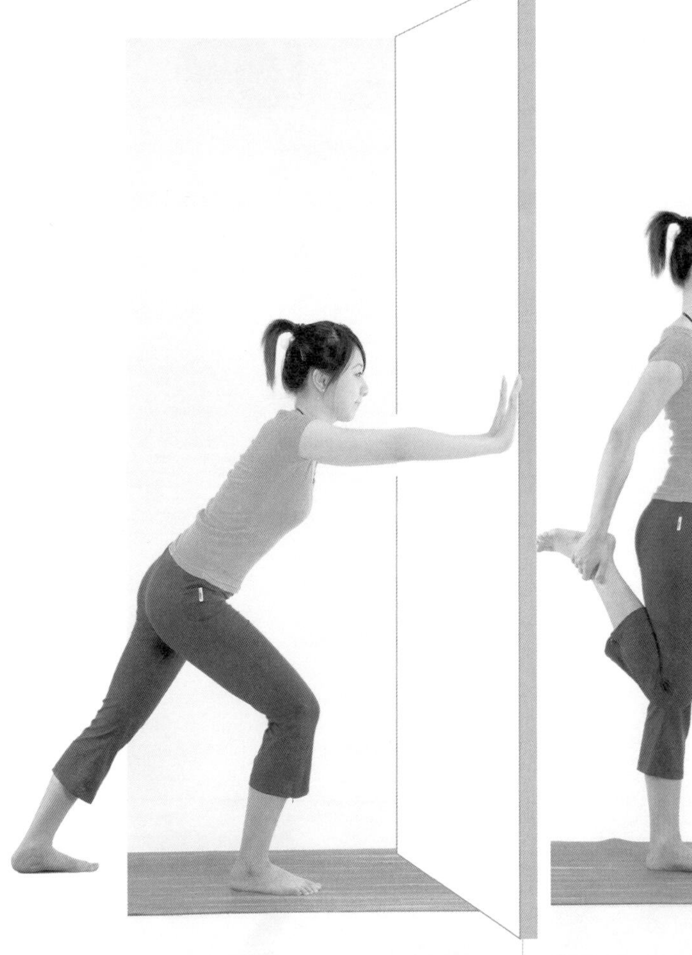

● 面對牆壁雙腿呈弓箭步，腳跟不離地上身前傾並緩慢下蹲。

大腿股四頭肌伸展

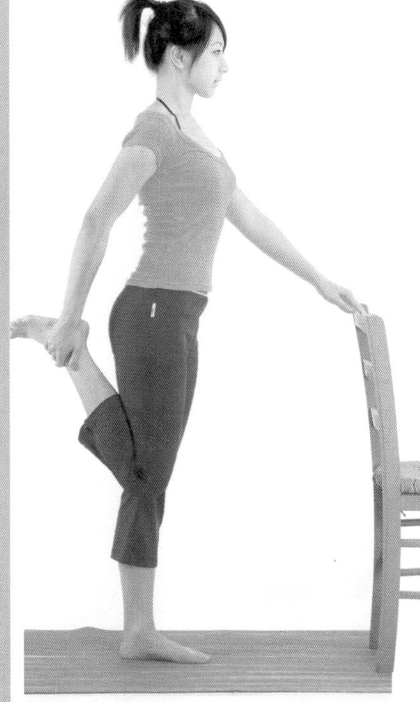

● 一手扶牆保持身體平衡，另一手向後緊握足踝，然後慢慢提拉，直到大腿前側肌肉有緊蹦感。

臀肌及屈髖肌群伸展

• 兩腿分開，身體徐徐向下彎曲。

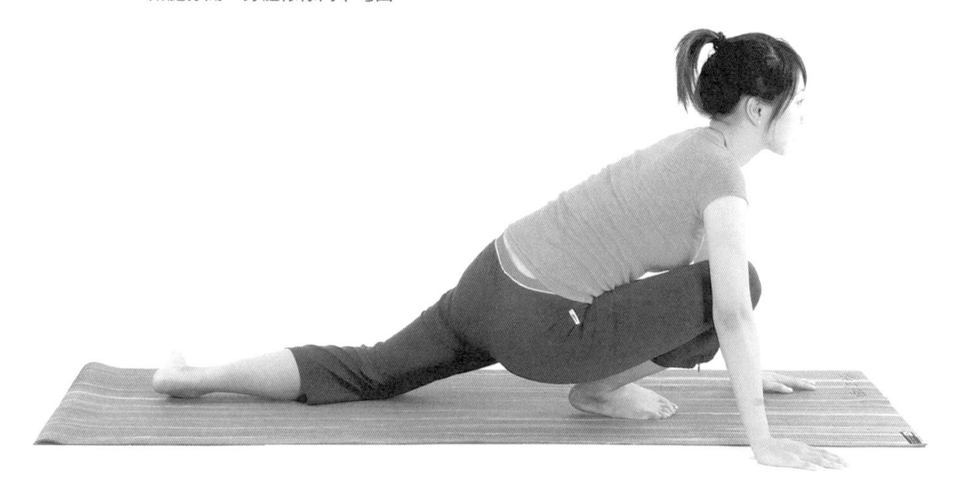

大腿內側肌群伸展

• 兩腿分開身體向一側彎，並以雙手緩慢觸踫到足背。

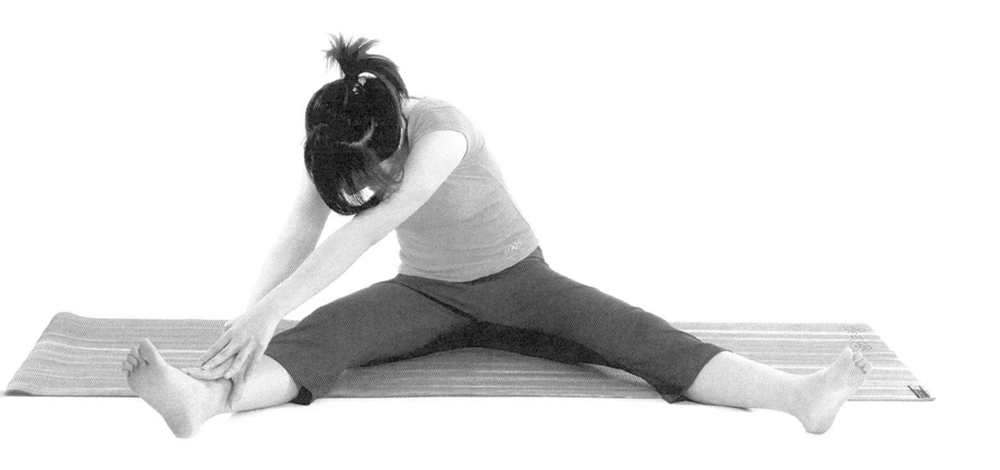

下背、肋間及臀側伸展

- 上肩背部平躺，一側下肢膝屈90度，並以同側手固定大腿外側，逐漸緩慢下壓使下背、肋間及臀側部位肌肉伸展。

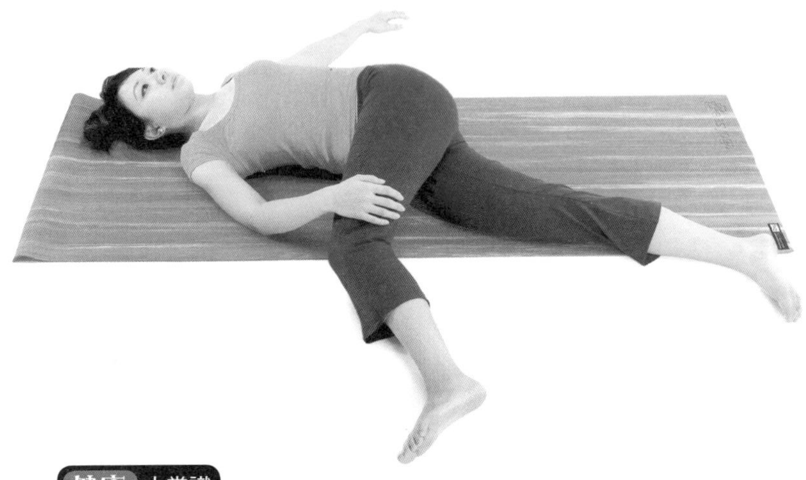

健康 小常識

改善柔軟性的運動處方條件

一、運動型態：靜性伸展操。

二、運動強度：以關節附近肌肉被伸展的感覺為運動強度的指標。其中，被伸展的肌肉有緊繃感，就表示已達足夠的運動強度。相對的，如果沒有達到相當繃緊的感覺，表示運動強度不夠。但如果感覺到很難忍受的痛覺，則運動強度又太強了。

三、持續時間：達到合適的伸展強度後，即保持靜止狀態十到三十秒鐘，然後再鬆開。

四、反覆次數：每一個部位大約反覆三至五次即可，中間可放鬆休息五秒至十秒左右。

五、運動頻率：是多久做一次運動的意思。以柔軟性的伸展操而言，至少應隔一天，施行一至兩次。

改善身體組成

想要改善身體組成，首重能量均衡。攝取和消耗的熱量要維持平衡，且平衡攝取各類食物。平日要養成體重調節機制，在日常生活中自我「設定」理想的體重來控制食慾，而不是只想靠節食來減肥，因為只靠節食反而容易發胖。嚴格的節食會干擾人體代謝機制，甚至導致體重調節紊亂，因為淨體重（肌肉）的流失，會使肌肉鬆軟，喪失肌力，造成肌肉酸痛、疲勞甚至拉傷。

更重要的是，盡量避免使用藥物來「減肥」，使用藥物減重往往會引發副作用，嚴重者甚至可能危及生命。如果有必要使用藥物，必須遵守合格醫師的指示，養成規律且持續的運動習慣。從事各種有氧運動或肌力訓練，是減重、維持體重及改善身體組成的理想方法。

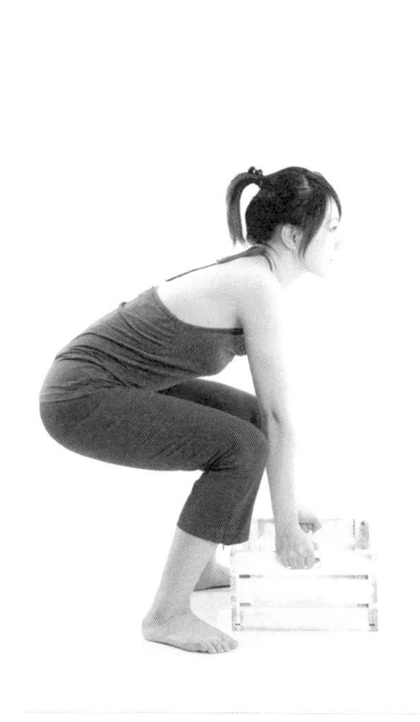

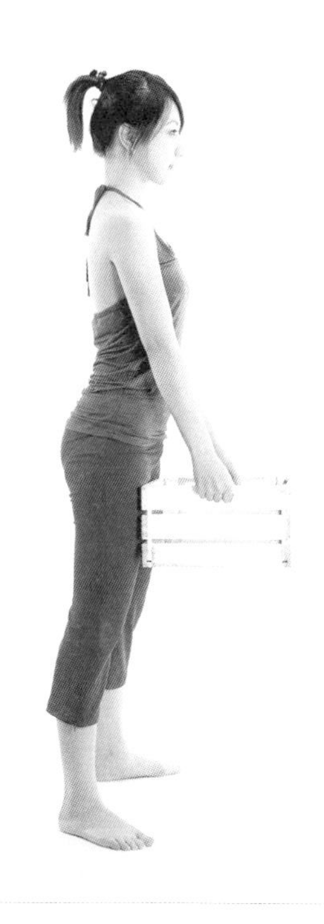

適當與適度

各項健康體能要素的建議訓練方式，在執行時仍應考慮每個人不同的體能程度與需求。以心肺耐力訓練為例，適當的強度是最大心跳率的60～80%，也就是說，在運動時應自覺呼吸加快，有一點喘，但是還可以說話，舉例而言，一個四十歲的民眾，如果原本體能不好，而且從來也沒有運動習慣，就必須從較低的強度開始，一開始可以把運動時的目標心跳率定在60～65%之間，也就是心跳率要介於每分鐘108～117跳，之後再根據運動時的感覺來加以調整運動強度。運動的強度與持續時間是影響運動量的主要因素，如果選擇強度較高的運動，持續時間不能太長以避免受傷，但如果是像快走或輕鬆騎腳踏車這類強度較低的活動，那麼相對的，運動的時間就要持續久一點，才能達到運動的效果。

而在肌力與肌耐力的訓練部分，必須要兼顧全身各大主要肌群，如果無法到健身房做重量訓練，利用簡易的徒手肌力訓練也能達到訓練效果。伏地挺身可以訓練胸部和手部的肌肉，仰臥起坐可以訓練腹部，或者也可以用寶特瓶或牛奶瓶自製簡易訓練器材，只要將空瓶裝入水或沙子，就可以當作啞鈴來使用等等。

訓練柔軟度的伸展操可以配合其他運動進行，每次活動前的熱身及運動後的緩和運動，都應該伸展運動的部位，平時利用空檔伸展各個肌群，特別是在久坐、久站或持續重覆同一動作後，適當的伸展可以幫助血液循環，也有助於預防腰酸背痛和肩頸酸痛。再次提醒讀者，伸展時盡量以靜態伸展為主，慢慢地拉到感覺有些緊但是不會痛的程度，然後維持十秒以上即可。許多民眾習慣用彈震的方式伸展，一旦動作控制不好，可能會造成肌肉拉傷，因此靜態伸展仍是比較推薦的方式。

至於要維持適當的體重與身體組成，除了要有規律的運動之外，飲食控制也是必要的條件，要養成少糖、少油、少鹽的飲食習慣，如果已經有體重過重的問題，必須採取低強度、長時間的運動方式，再配合減少熱量的攝取來達到體重下降的目標。單獨採用節食的方式，雖然比較容易在短時間內看到效果，但卻很容易復胖。且過度節食會對身體造成傷害，唯有少吃多動才是長期體重控制的良方。

運動執行的過程是非常重要的，不管做什麼運動，在運動前都要先熱身十分鐘，加上主要部位的伸展，例如以慢跑為運動型式時，熱身時就要先做一些腿部的伸展，之後再進入主要的心肺耐力或肌力肌耐力的運動內容。進行心肺耐力運動時要逐漸增加運動強度，維持一段時間後再慢慢緩和下來，結束時進行五到十分鐘的輕鬆走動及伸展操，以促進血液回流。

另外，運動時最好結伴而行，並在運動中隨時注意自我的感覺，如果有出現呼吸困難、胸悶、冒冷汗、暈眩或過度疲憊的情形，就要立即降低運動的強度或停止活動，必要時則再諮詢醫師意見。

擬定運動處方

既然已經知道運動對體適能和健康有很大的幫助，接下來當然就是著手為自己擬定一套適當的運動計畫。

基本原則

在擬定運動處方之前，必須先了解運動的基本原則，其中包括有：

超負荷原則

運動的強度或活動量必須超過日常活動的體能負荷，才能有效刺激各生理系統，進行功能提升與整合，以達到運動訓練的目的。例如，想要增加柔軟度，就要將肌肉拉得比平常長；想要增加肌耐力，就必須將肌肉的持續活動進行得比平常久。

特殊性原則

不同的運動型態與運動強度，各有其特殊性的訓練效果，包括肌力訓練、伸展訓練、無氧耐力、與有氧耐力訓練等，使用的能量系統與生理機轉不同，自然各有不同的訓練效果與應用的時機。即使是同一能量系統（有氧或無氧代謝）的訓練型態，使用肌肉群不同、方式不同、速度不同，效果都有顯著差異。

漸進性原則

運動訓練的強度、負荷量及困難度，都必須循序漸進，由輕到重，從簡單到困難。如果過快增加運動負荷的強度與難度，身體會因為缺乏調適、學習與改變的時間，這樣不僅無法逐漸成長進步，反而會造成急性的傷害或慢性過度訓練症狀。同樣的，如果不隨著訓練進展，適時提高訓練負荷，也就無法符合超負荷原則，達到訓練的效果。簡單地說，不可以一次就完成一周所需的運動量，必須分為幾天來進行，否則無法得到運動的效果，反而容易使肌肉酸痛，或是造成運動傷害。

用進廢退原則

運動訓練效果會隨著體能活動的減少或停止而降低或消失，沒有辦法持續保存原有的訓練成果。可適當增加活動量，如此一來，不論目前健康與體能狀況如何、年齡多大或多小，都依然能得到運動的效益。

安全原則

運動首重安全，運動時需注意幾件事項：

◎ 避免疲勞、空腹、飽腹或身體狀況不適時運動。

◎ 不可忽略運動前暖身運動，及運動後緩和運動。

◎ 遵循運動指導及運動技巧，吸收正確運動觀念及知識。

◎ 依個人體能、年齡狀況適度運動，避免運動傷害。

◎ 選擇良好的設備、器材及場地。

◎ 選擇適當的運動服裝及運動鞋等裝備。若有必要可選用適當的護具，如護踝、護膝等。

個別差異原則

每個人各有不同的生理化特質，其對訓練適應及進步的情況亦會有差異，所以必須依照個人肌力、肌耐力、柔軟性、心肺功能的採個別化訓練，才能達到最佳的訓練效果。

詳細計畫

了解運動的基本原則之後，便可以開始擬定運動計畫，而就其內容來看，運動計畫必須包括運動的「型式」、「強度」、「頻率」以及「持續的時間」等四個基本要素來規劃：

運動型態（Type）

想要改善不同效果的體適能，就要選擇不同類型的運動項目。運動強度高低是主要考量的因素，例如某些強度較低的運動如保齡球、撞球等項目，在體適能的改善或維持上效果並不大，而規律的肌力訓練（或重量訓練）對肌肉適能有顯著的改善效果，不過在提升心肺適能方面，則需採用有氧性運動，像是慢跑、游泳及騎自行車等等長時間的運動，這些項目會運用到大肌肉群，且可以持續較長時間，對於心肺適能效果相當好。

此外，可以改善心肺適能的運動型態，具有下列特色：

◎ 身體多數肌群參與活動。

◎ 具有規律的節奏，可以持續不停地操作。

◎ 可以實施高強度運動。

運動強度（Intensity）

運動強度在體適能教學中佔了很重要的角色，想要強化心肺適能，訓練強度必須到達一定的程度，而且肌肉適能的增強，必須符合超負荷原則。

一般人的體適能狀況，其訓練強度至少必須維持在50%的攝氧量或75%的最大心跳率，才會有訓練效果。雖然攝氧量的水平標準是決定運動強度最好的指標，但在實際運動過程中有測量上的困難。不過，運動中心跳率與運動強度成直線正相關，所以一般皆採用心跳率數值為強度指標。為了有效且安全地運動，在運動中要如何決定適當的心跳率是非常重要的，以下公式用來預測適當運動心跳率：

｛【（220－年齡）－安靜心跳率】×0.55.0.85｝＋安靜心跳率＝最適當運動心跳率（安全有效範圍）

在體適能的訓練中，可以視狀況調整強度與訓練時間，如高強度運動較短訓練時間，與中低強度運動較長時間，兩者皆有提升心肺功能之效果。

頻率（Frequency）

當強度為百分百最大攝氧量時，運動頻率從每周二次到五次的體適能訓練，對於提升心肺適能具有顯著的效果。一般建議，體適能訓練一周至少需實施三次，才能達到效果。

主要運動期的持續時間（Duration）

在訓練強度五十且百分之百最大攝氧量時，持續訓練十五分鐘左右，則其心肺適能可獲得顯著的提升；當強度在五十但70%最大攝氧量時，持續運動三十五分鐘左右，其心肺適能獲得最佳的提升。此外，由於學習者不同程度的體適能水平，基於運動安全的考量，應以中低強度加上長時間的訓練較為恰當。

健康小常識

詳細健康體適能的推薦處方

運動階段			初階			中階			進階		
類別	運動項目	周別	1-2	3-4	5-6	7-8	9-10	11-12	13-14	15-16	17以上
心肺適能──有氧運動	慢跑、爬山、健行、游泳、舞蹈	頻率（次）	3	3	3	3	3	3	3	3	3
		持續時間（分）	20	23	23	27	32	34	37	40	45
		熱身運動	5	5	5	6	6	7	7	8	8
		主要運動	10	13	15	15	20	23	23	25	30
		緩和運動	5	5	5	6	6	7	7	7	7
		HRR%	50%	50%	50%	55%	55%	55%	60%	60%	65%
肌力與肌耐力──重量訓練	伏地挺身	頻率（次）	3	3	3	3	3	3	3	3	3
		次級（次數×回數）	10×2	10×2	10×2	15×2	15×2	20×2	20×2	20×2	25×2
	仰臥起坐	頻率（次）	3	3	3	3	3	3	3	3	3
		次級（次數×回數）	15×2	15×2	15×2	20×2	20×2	20×2	25×2	25×2	30×2
	啞鈴12磅（練二頭肌與三頭肌）	頻率（次）	3	3	3	3	3	3	3	3	3
		次級（次數×回數）	8×2	9×2	10×2	11×2	12×2	8×2	9×2	10×2	11×2
	俯背躬身	頻率（次）	3	3	3	3	3	3	3	3	3
		次級（次數×回數）	5×2	5×2	5×2	6×2	6×2	6×2	7×2	7×2	8×2
柔軟度	持續時間（分）	頻率（次）	3	3	3	3	3	3	3	3	3
		次級（次數×回數）	5	5	5	6	6	7	7	8	8

注意：
一、每周有氧運動可設定為二、四、六，而重量運動安排為一、三、五，周日為休息日。
二、伸展運動安排在有氧運動前的熱身操及最後的緩和運動中。
三、運動心跳的測量必須在運動停止後的十五秒內立即測量十秒的脈搏數，測量位置可以在橈動脈或頸動脈。
四、重量訓練強度以最大肌力的三分之二為有效。

（李富：健康體適能運動處方之開立）

健康 小常識

建議運動計畫一覽表

計畫內容	心肺耐力	肌力與肌耐力	柔軟度
運動型式	騎腳踏車、快走、慢跑、直排輪、游泳、有氧舞蹈、爬樓梯、太極拳等	重量訓練、皮拉提斯、徒手肌力訓練（如拉單槓、伏地挺身、仰臥起坐等）	靜態伸展、瑜珈等
運動強度	最大心跳率60～80%，或自覺有點喘	肌肉要有費力的感覺，重量訓練時每個動作8～10次，1～3組	伸展部位有緊繃感
頻率	每周3～5次	每周2～3次	每周3～7次
持續時間	每次20～60分鐘	依動作與組數而定，每次不超過1小時	每個動作維持10～15秒，1～3組

（蔡錦雀：增進健康體適能的運動計畫）

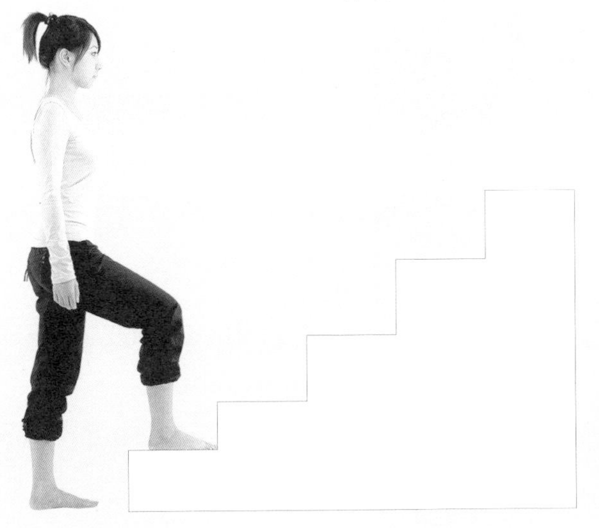

Part VI

一定要知道的運動相關知識

在前面的文章曾多次提到，運動器材與場地也是造成運動傷害的原因之一。因此如何正確使用器材與裝備，避免在可能會造成傷害的環境運動，以及了解人體組織構造，都是日常預防運動傷害必須要熟知的觀念。

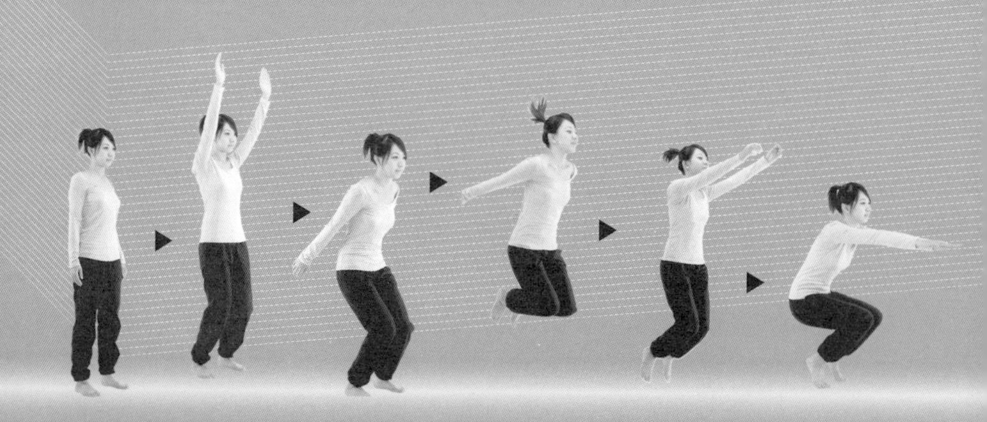

人體基本組織

人體在運動時最常會使用到的六個部份，其中包括了「骨骼肌」、「肌腱」、「韌帶」、「軟骨」、「骨骼」與「關節」。這些部位也是常常造成運動傷害的部位，在日常生活中就應該要有隨時保護這些部位的觀念。

骨骼肌

◎ 佔人體30～40%的重量。

◎ 提供骨骼、關節系統的動力。

◎ 肌纖維特性的決定功能，包括長度及收縮速度。

◎ 肌纖維的排列。

◎ 包括了紅肌及白肌。

◎ 這部分的肌肉疲勞屬於周邊疲勞。

◎ 常見受的傷害為肌肉拉傷。

◎ 適合使用保守治療法。

◎ 經過訓練，可達到肌力進步與肌肉肥大的效果。

肌 腱

◎ 肌纖為肌肉與骨頭兩端尖細的結締組織部份。

◎ 肌腱廣闊成扁薄狀並可成為腱膜。

◎ 通常附著於骨頭上。

◎ 固定不動的一端稱為「起始腱」，可移動肌腱稱為「終止腱」。

◎ 較多傷害發生的部位為肌肉與肌腱的交會處。

◎ 適合保守治療法。

◎ 經過有效訓練後，可產生新肌節，並有強化的效用。

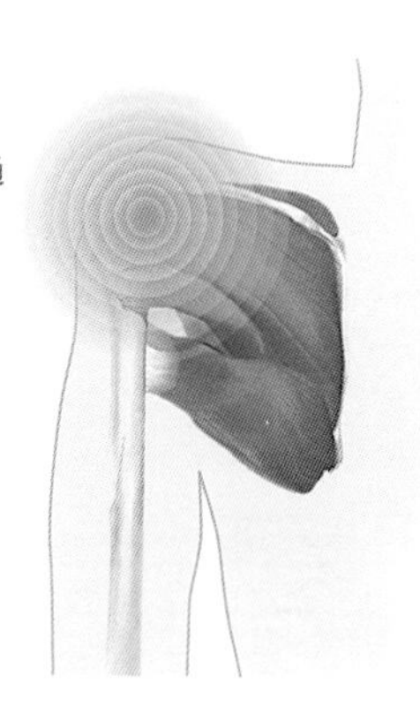

肩旋轉肌受傷的疼痛點，通常位於肩關節上方。

韌帶

◎ 連接骨頭與骨頭間的結締組織。

◎ 其功能為提供身體活動的穩定性。

◎ 組織成分為膠原纖維（強壯、可承受外力）、彈性纖維（靈活度高、可承受變形）、網狀纖維（固定）。

◎ 二十歲時的韌帶強度最好，至五十歲時只剩下30～50%的功效。

◎ 常見的傷害為斷裂、扭傷、拉傷。

◎ 適用保守治療法。

◎ 經過有效及安全的訓練後，可增加韌帶的極限，讓保護機制變快。

軟骨

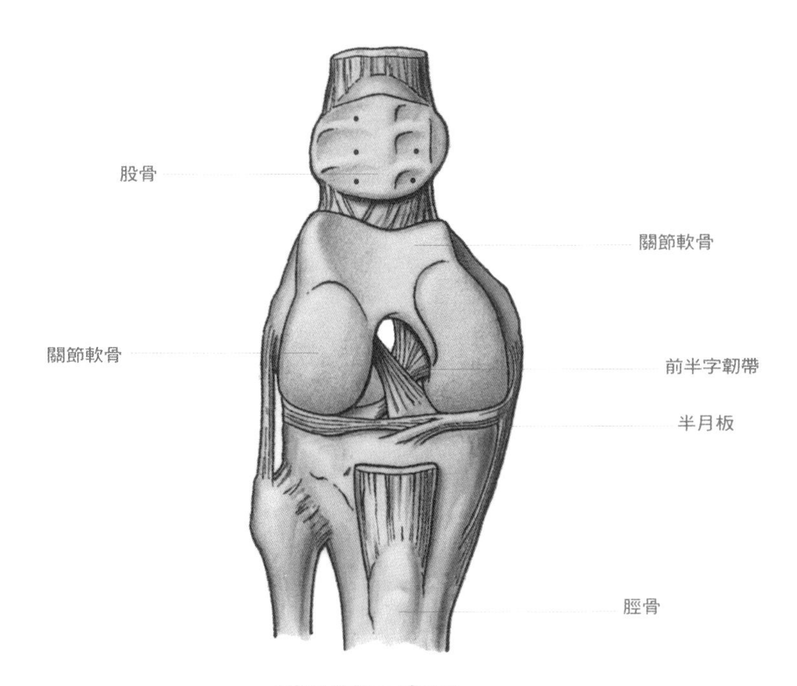

膝關節示意圖

◎ 含鈣（Ca2+）但含高量的水分。

◎ 彈性軟骨（外耳翼）；透明軟骨（關節面）；纖維軟骨（半月軟骨）。

◎ 提供光滑面、抗磨損、保護關節面、潤滑作用。

◎ 常見的傷害為老化、磨損、軟骨骨折。

◎ 受損大於一毫米就很難恢復，常以纖維軟骨代替，但效果不佳。

骨骼

◎ 功能為保護、支撐、造血、儲存、運動。

◎ 人類骨骼重量佔體全身20～30％。

◎ 受傷原因為肌肉、韌帶、關節及骨骼硬度綜合的影響。

◎ 疲勞性骨折，重複受力（新兵：股骨、競賽者：脛骨、行軍：蹠骨、舞者：趾股）

◎ 治療方式以保守治療法與休息為主。

◎ 短時間，有適應性再造效果；長時間（三～四十年）：退化性關節炎。

◎ 一般性骨折、單純性骨折、複雜性骨折，需固定或開刀治療。

◎ 經過訓練可增強骨頭的硬度和骨質密度。

關節

◎ 骨頭與骨頭間的連接位置。

◎ 有穩定、固定骨頭的功能，讓身體可以不同角度活動。

◎ 纖維性關節不能活動，例如頭顱；軟骨性關節少動，例如肋骨；滑液性關節可動，例如肩關節。

◎ 關節往往是運動傷害最常發生之處，因其受力最大且呈多重方向作用。

◎ 常發生的運動傷害有五十肩、投手肩、棒球肘、高爾夫球肘、網球肘、跳躍膝等。

器材與場地

工欲善其事，必先利其器，接著介紹使用運動器材時應該注意的細項與細節。

舉凡運動過程中所需要使用到的器材或是輔助性的裝置，一般皆稱為「運動器材」。室內常見的有腳踏車機、跑步機、健身房中的各項重量訓練器材、甚至是室外打高爾夫所使用的球杆、打籃球的籃框架及籃球等皆為運動器材。

最好的室內運動場所是健身房，而不是客廳或臥房，很多在家使用健康器材的人，常因為沒有仔細閱讀說明，或是缺乏專業教練的指導，而造成運動傷害。因此，建議在使用運動器材前，必須詳加了解運動器材使用的操作手冊，或在專業人員陪同下正確地使用運動器材，以避免運動傷害。

進一步更可以到健身房，接受教練的指導與接受長期運動計劃，這才是最有效及安全的運動方法。

場地使用需知

運動場地是指從事運動相關的活動場所，可細分為室內及室外兩大類，市面上所販售的運動鞋也分室內專用及室外專用。在特殊運動場所如室內羽球、籃球館均會要求穿著運動專屬的運動鞋。使用運動器材時，必須注意所使用的場地是否有積水或是凹陷處，以避免在運動的過程中，因場地不平整而造成運動傷害。

舉例來說，在戶外跟三五好友打籃球鬥牛前，必須注意場地是否平整、籃框與籃板間的螺絲是否有鬆脫現象、球場兩旁是否有妨礙運動的廢棄物或是危險物品；在室內的運動時，也別忘注意四周環境是否同時有多項運動使用同一場館，各運動間的安全距離是否過短等。而運動場地損壞的原因，包括：

自然法則

由於長期於室外，經過日曬雨淋、風吹雨打，風雨雷電、日夜氣候溫差影響下，器材損壞在所難免。

人為破壞

使用器材的偏差，如坐在球體上面、坐臥在墊子或器材上面、常踐踏器材的行為等。使用運動場時，如在運動場中隨地丟垃圾或是放置危險物品，像是釘子或玻璃瓶罐等；或機車、汽車、腳踏車開上跑道等。可抗拒之因素，如田徑場第一、二道平日使用機會多，因過度使用造成顆剝；或場地使用頻繁又不當，使植草缺少生長期，造成草皮光禿的景象。

因此，在使用運動器材時，除了注意四周的運動場所是否安全外，也別忘記良好的運動習慣及維護運動場地，這是每個人共同的責任。

保護與規範

使用運動器材的相關保護可以分為以下兩大類。

自身的保護

在從事各項運動或者使用運動器材運動前，必須進行「熱身運動及拉筋運動」。熱身運動是指在運動以前，用短時間低強度的動作，讓待會兒運動時將要使用的肌肉群先行收縮活動一番，以增加局部和全身的溫度以及血液循環，並且使體內的各種系統，包括心臟血管系統、呼吸系統、神經肌肉系統及骨骼關節等能逐漸適應即將面臨的激烈運動，以預防運動傷害的發生。正如同汽車發動後、如果不暖機就全速行駛，容易造成引擎損壞一樣，缺乏適度的熱身運動，的確是引起各種運動傷害最主要的原因之一。

許多愛好運動的朋友常常進行的「拉筋」動作，其實並不能達到熱身的效果。這些伸展拉筋的柔軟操是用各種伸展關節的動作，將肌肉、肌腱、韌帶等軟組織拉鬆，以增加關節活動的靈活度，雖然也有預防運動傷害的作用，但強行拉扯尚未「活動開來」的「冷」肌肉是無法達到增加柔軟度的效果，也容易造成肌肉的傷害！

最安全、效果最好的方法，是在拉筋伸展動作之前，進行數分鐘的熱身運動，使稍後將要頻繁使用的肌肉先行活動開來。如此使肌肉溫度稍微提高了以後，再依照正確的要領來「拉筋」，則可以有效地完成「熱身」及「增加柔軟度」的效果。

那麼，要做哪些運動才可以達成熱身的效果呢？我們大致可以把熱身運動分為兩類：

第一類為全身性熱身運動，比如快步走、慢慢跑、輕鬆跳繩、踩固定腳踏車、或者在學校或軍中所學到的各種健身操等等。這些全身性的熱身運動，顧名思義，可以使全身大部分肌肉群都參與活動。

第二類為特定部位熱身運動，這些是指針對某項運動的特殊需要，選擇性地活動特定的肌肉群，比如打桌球前輕輕地進行幾分鐘的揮拍練習，並且逐漸增加揮拍的力量，就可以把揮拍所需的肌肉群活動開來。如果在運動前能夠用五至六分鐘的時間，進行全身性的熱身，再視運動性質的需要，從事特定部位的熱身，加上適當的拉筋體操，就能夠有效地減少因為熱身不足造成的各種運動傷害了。

如果想進行激烈度與專業度都較高的運動，熱身及拉筋的時間就必須加長，反之，進行一些比較不需要特殊技巧的運動時，對熱身運動的需求也就不必太嚴格，甚至可以不必進行特殊部位的熱身運動，例如慢跑之前要熱身的話，可以利用五分鐘做一套活動筋骨的運動，或先用一半的速度先緩慢跑個五分鐘，這樣就可以達到熱身的效果了。

至於正確的拉筋伸展動作要領是：在足夠的熱身運動後，把稍後運動時即將使用的各肌肉群逐一緩慢溫柔地拉長，直到有一點緊的程度，然後持續這個拉力達15秒以上。不要拉到肌肉疼痛的地步，並避免使用「跳動式」或「振動式」的拉筋動作，因為每一次拉扯肌肉的動作，都會造成肌肉反射性的收縮，如果每次肌肉拉長的時間短於20秒甚至30秒以上，會增加肌肉張力，反而使肌肉或肌腱更容易受傷。使用正確的動作將各肌肉群交替漸進地慢慢拉開，才能達到拉筋的正面效果。如果時間充足的話，在運動結束後，最好利用幾分鐘，再以拉筋伸展把各肌肉群一一拉開，如此可進一步增加柔軟度，幫助減輕運動後肌肉酸痛的現象。

除了正確的熱身及伸展運動以外，還有許多做法有助於預防肌肉拉傷，如穿戴適當的運動衣物或器材，避免突然過度增加運動強度等等。若運動中開始覺得肌肉有輕微疼痛不適、甚至抽筋現象時，最好不要逞強，以免造成更大的傷害。

運動器材的維護，除提供使用需要外，尚可避免因損壞造成意外事件的發生，並延長運動器材使用之壽命。運動器材的維護基本原則不外乎清潔、擦拭、上油、通風、擺設、換或取出電池（防止銹蝕）、定期之操作以維持使用順暢、避免生銹或電池及電源開關銹蝕。因此，定期檢查是可或缺的。除此之外，使用者詳加閱讀使用手冊或是操作手冊，正確地使用運動器材，可避免使用過程因器材的損壞所造成傷害。

遵守使用運動器材時的規範也相當重要，如穿著合適的運動鞋、運動時攜帶毛巾、器材使用的年齡限制、各式器材使用須知、避免人為破壞等等，皆可讓運動者在使用運動器材的過程中達到最好的運動效果。

正確使用運動護具

護膝、護肘、護踝或護腕，或者是復健中的背部軟背架等輔具，均可廣泛納入護具的範疇。護具在運動中固然常見，但是每項護具功能卻不盡相同，主要的差異性來自於應用原理不同，因應想達成目標的不同，利用不同的護具，或是不同的使用方式，綜合來說，均是為了讓運動的更為安全或順利。運動護具的必要功能有：

支 持

常見的有「護腰」與「護膝」，原理是利用護具本身的彈性材質，增加活動當中關節的穩定度，減少肌肉本身過度的負擔，同時也減少因為關節不穩定現象所導致運動的障礙。例如膝關節不穩定的人，帶上護膝之後，會因為護膝所提供的包覆及壓迫，而提升穩定度，降低運動中受傷的恐懼感，增加運動安全性。

保 護

功能在於緩衝力量，透過護具中軟墊或吸震的材質，分散運動中外力衝撞的力量，減少身體受傷的機會，最常見的例子是美式足球員或橄欖球員經常穿戴軟、硬護甲，以避免衝撞時產生的傷害；足球及跆拳道項目中運動員腳上所戴的「護脛」，也是同樣的道理；另外，棒球運動中，可以見到每位打擊者都會戴上頭盔，因為投手投擲上百公里的球速，若是擊中頭部，即便是帶了頭盔，常常還是有腦震盪的可能，早期棒球運動中，並未有配戴頭盔的規定，確實曾經發生過投手打死人的意外。

運動鞋的緩衝力量也屬於護具中的一環，鞋墊或氣墊的設計廣泛應用於製作運動鞋的概念中，有時因為某些運動傷害，如足跟、足底筋膜炎等，所以會在足跟的地方加上軟墊保護，目的是分散和緩衝體重在運動中產生的衝擊力。

限制

籃球運動時常發生腳踝扭傷的問題，所以在比賽中常會見到選手的腳上戴著「護踝」，或是使用運動的貼布貼紮，目的就是減少腳踝扭傷的機會。踝關節因為先天的結構，容易有內翻的傾向，導致踝關節韌帶扭傷，所以無論是使用護踝，或是貼布，大多是要限制或減少內翻的角度，以減低踝關節內翻的機率，降低扭傷的可能性。在籃球運動中，可以見到的限制應用於膝關節，某些「護膝」在兩側增加金屬支撐，將膝關節限制於屈曲和伸展的動作中，避免內翻或外翻造成韌帶扭傷的問題。

加壓

護具應用於加壓的原理在於改變應力角度，例如打網球時造成時網球肘，是因為前臂的伸肌群在運動中，特別是反手拍的動作時，被迫拉長、拉扯，造成連接伸肌群的肱骨外上髁產生發炎、不適的狀況。常見的處理是利用護具在靠近肱骨外上髁的伸肌處進行壓迫，當肌肉受到壓迫時，使運動中拉扯的力量改變角度，減少直接對肌肉接點的拉扯，以減輕疼痛。膝關節的部份問題如「跳躍者膝」或「奧斯古症候群」，是因為大腿股四頭肌收縮力量的拉扯，導致肌肉接點髕骨和脛骨發炎不適，可以在肌肉或肌腱處利用護具進行壓迫，以改變角度，減少拉扯的力量。

保溫

保持已經受傷關節或肌肉的溫度，有助於分泌關節潤滑液，以及維持肌肉的彈性。護具因為本身的包覆性能夠提供一定程度的保溫功能，特別在某些戶外運動或非持續性的運動型態，例如棒球、跳高、跳遠或舉重等運動，在間隔的時間裡維持溫度，才能讓身體發揮較正常的功能，這也是我們常看到投手在休息室等待上場時，常會以大毛巾包著手臂與肩膀的原因。

避免依賴

護具的應用已相當廣泛，但是護具並非萬靈丹，仍然有其限制與不可及處，同時也有必須注意的地方。

常見的護具除了減低衝擊的設計之外，大多應用於關節。在關節的各項活動模式中，目前護具對於關節旋轉能夠提供的保護相對較低，諸如內翻、外翻、屈曲、伸展等活動，護具都能提供一定程度的保護，但旋轉一項卻是護具的罩門所在。另外，護具應用於支持或限制關節角度時，多少也必須犧牲部份關節活動角度，例如肩關節的護具，可以減少具風險的活動度，提高關節穩定度，但也會帶來活動不便的問題。所以，要同時兼顧關節的穩定度和活動度，仍然是護具的困難點。

在重量訓練中，進行下肢訓練常會使用「護腰」，目的在於提供核心腹背肌群較高的穩定度，但是同時也減少核心肌群的鍛練，長久下來會形成依賴護具的問題。使用其他的護具時，必須考慮到使用的同時，雖能減低風險，必然多少限制了肌肉的訓練或是關節的活動角度，是否會影響使用者的生理，甚至產生依賴心理，都是使用護具前必須考慮的重點。

選擇護具時，首要考慮的是目標需求為何？了解目標之後便可以依據護具的各項功能選擇適合護具。護具使用時，必須注意一項原則：當護具越貼近皮膚產生的效果越好，特別是支持、加壓、限制等功能設計的護具，所以在穿戴護具時應該盡量貼近皮膚，而非穿戴於衣服或襪子外，以免影響其功能發揮。因此，選擇護具時，適當的大小也是一項重要的影響因素。總而言之，護具的使用目的應該是提升運動安全、降低可能的風險。

另外，了解使用護具可能增加的風險也是很重要的，例如依賴的問題、活動度減低的問題，或是因為護具提供的功能而忽略自身原來有問題的狀況，反而提高受傷可能性的風險。「水能載舟；亦能覆舟」，可以了解自己的問題，選擇合適的護具應用，才是正確使用護具的不二法門。

防護員

運動傷害防護員（Athletic trainer），簡稱為AT，隸屬於運動醫學團隊，作為運動團隊與醫學群醫療單位之間的橋樑，協助與競技運動有關的傷害預防與照顧等方面的工作，其主要內容為運動傷害之預防與現場處理，針對運動員單項運動之需要訂定與執行運動治療處方，協助運動員體能之調整與維持，監督運動員整體健康，幫助受傷運動員在最短時間內，安全地恢復原有運動競賽水準。運動傷害防護員的六大工作內容：

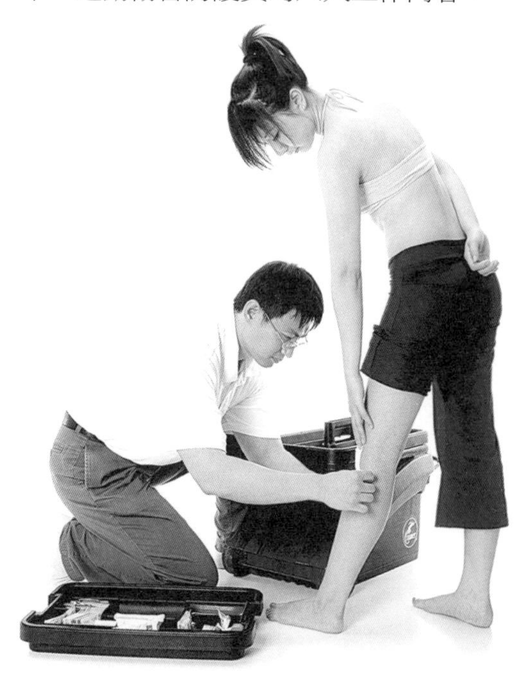

預防運動傷害

運動傷害的預防包括許多方面，除了一般性的貼紮、包紮保護措施外，還有觀察場地設施、器材的安全性及比賽場地內其它相關安全方面。就運動員本身來說，運動傷害防護員要協助解決運動員在訓練期間可能發生運動傷害的因素，如柔軟度訓練、肌力訓練，及運動員的健康管理等等。

評估運動傷害

「當傷害發生時，到底誰做第一線的處理？」這是過去在運動比賽中一直為人所忽略的問題。以往在比賽場地中有護士不一定有醫生，有救護車不一定有急救人員，所以發生傷害時的第一時間，無法迅速有效地評估及現場處理。運動傷害防護員接受過嚴格的訓練，在傷害發生的第一時間內能迅速完成與傷害相關的各項評估，如視診、觸診、關節神經學檢查、循環系統檢查、功能性活動測試及協助轉診等程序。如需送醫時，也能即時提供正確的資訊給接手的醫務人員。

現場急救與緊急處理

依照一般傷害的處理原則及PRICE的處理步驟，防止二次傷害或惡化。另外，如遇到較嚴重的傷者需就醫時，運送傷者離開現場的固定與搬運等過程必須非常小心。應注意是否有不可移動的受傷部位或情況，此時運動傷害防護員的專業判斷就成為重要關鍵。

復健計劃與體能訓練

復健包含受傷後及手術前/後的復健。短期目標在於幫助復原、減少疼痛、腫脹、發炎、出血等重獲活動能力。

長期目標在於重獲肌力、肌耐力、爆發力、心肺耐力、敏捷性、本體感覺、協調性、心理調整。運動員由於運動本身對身體上的要求是相當激烈的，復健的目的絕不是只要能恢復不痛就可以，還要恢復受傷前的體能水準，因此體能訓練在此過程中是重要的計劃之一。整個復健過程中，要針對個別差異設計心肺功能訓練計畫，以期運動員能早日回到運動場上。

運動保健的組織與行政事務

除了以上幾項內容，運動傷害防護員必須將每日各案例處理的情形做一詳實記錄，與健康管理資訊整合，建立個人資料庫以供日後參考，並配合團隊訓練提出工作計劃及規劃年度器材、預算等相關行政管理。

運動知識相關諮商與輔導

在一個運動團隊理，運動傷害防護員是教練及選手間溝通的橋樑之一。當教練與選手有各自的目標及壓力，不能互相體諒對方的立場時，就需要有人在中間化解衝突。

此外運動傷害防護員亦提供相關資訊給運動員，協助運動員在訓練的過程中更為順利，如運動營養、體能調整計劃、重量訓練、裝備、環境氣候等資訊及心理層面的協助。

健康 小常識

運動傷害防護的新名詞——「ATP」

長庚醫院桃園分院於2003年設立了「復健科體適能中心」，專精於運動員傷後復健、一般健康正常人健身運動、中老年人運動健身、各類住院與居家療養疾患運動治療，執行這些運動治療工作之專業醫療人士為復健運動治療師。

擔任運動復健治療師需先經過運動醫學的訓練，長時間在運動傷害防護領域進行養成訓練，必須實際參與並從事運動健身指導訓練工作，由此演進為ATP（Athletic Training Pilot） 運動復健治療師，目的在於協助各類族群民眾參與運動訓練治療的引導者。

例如球員受傷後，經由醫師轉介至體適能中心後，會由運動復健治療師與顧客進行傷後復健前的教育，並採取一對一的方式進行復健。除了訓練基本體能，以及加強受傷部位的肌力，在完成整套體能訓練後還會進行一連串的復健運動，如關節活動度練習、本體感覺訓練等。

在運動傷害防護員養成教育中，除了要解運動傷害領域的專業，同時也要學習健康與競技體適能訓練領域的知識，才能與各運動相關醫學專科如復健科、骨科醫師，並協同物理治療師、職能治療師等醫療專業人員建立良好的互動，進而充分合作，完成運動治療的完整服務體系。

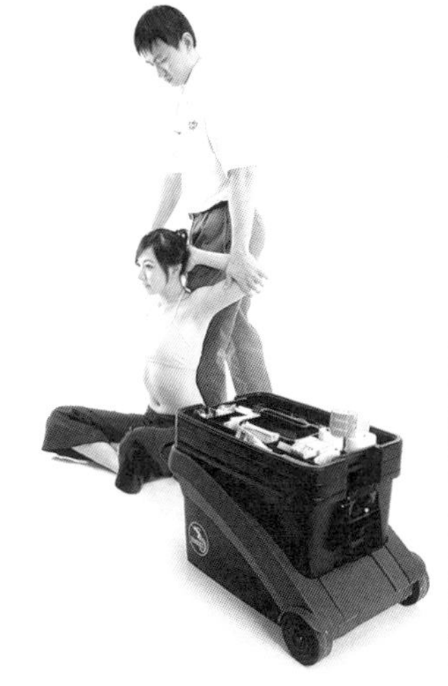

國家圖書館出版品預行編目資料

運動傷害防治事典/ 葉文凌著. -- 第一版. -
臺北市：文經社，民97.01
面； 公分. --（文經家庭文庫；C156）
ISBN 978-957-663-525-0（平裝）

1.運動傷害

416.1491 96024481

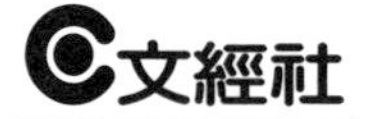

文經家庭文庫 C156
運動傷害防治事典

著 作 人 — 葉文凌
發 行 人 — 趙元美
社 長 — 吳榮斌
企劃編輯 — 陳毓葳
美術編輯 — 劉玲珠
出 版 者 — 文經出版社有限公司
登 記 證 — 新聞局局版台業字第2424號
<總社．編輯部>：
地 址 — 104 台北市建國北路二段66號11樓之一（文經大樓）
電 話 —（02）2517-6688（代表號）
傳 真 —（02）2515-3368
E-mail — cosmax.pub@msa.hinet.net
<業務部>：
地 址 — 241 台北縣三重市光復路一段61巷27號11樓A（鴻運大樓）
電 話 —（02）2278-3158．2278-2563
傳 真 —（02）2278-3168
E-mail — cosmax27@ms76.hinet.net
郵撥帳號 — 05088806文經出版社有限公司
新加坡總代理 — Novum Organum Publishing House Pte Ltd. TEL:65-6462-6141
馬來西亞總代理 — Novum Organum Publishing House (M) Sdn. Bhd. TEL:603-9179-6333
印 刷 所 — 通南彩色印刷有限公司
法律顧問 — 鄭玉燦律師（02）2915-5229
發 行 日 — 2008年 3 月 第一版 第 1 刷
2010年 5 月 第 3 刷

定價／新台幣 230 元 Printed in Taiwan